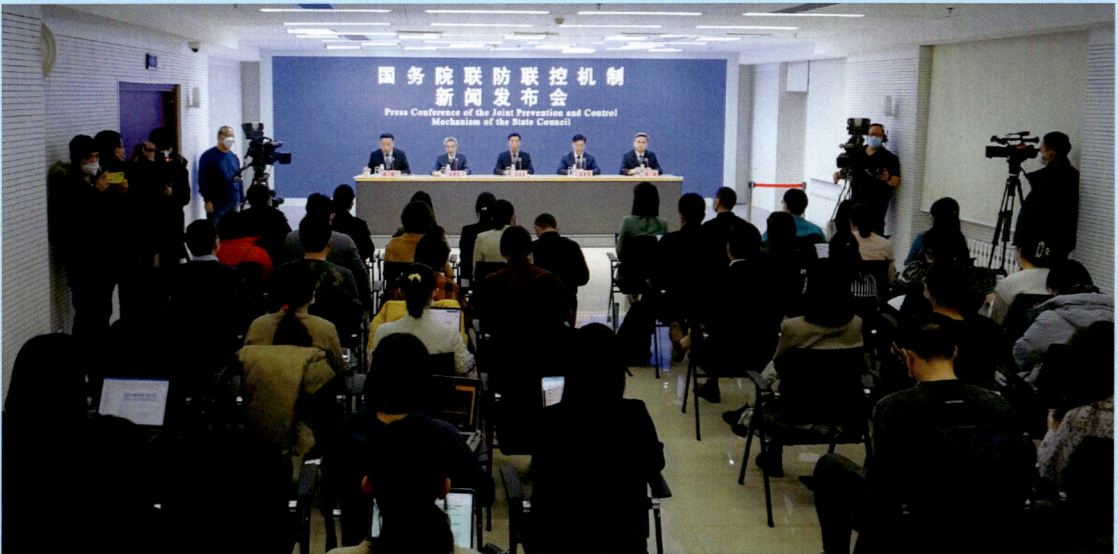

国务院联防联控机制新闻发布会现场

国务院应对新型冠状病毒感染疫情联防联控机制

新闻发布会实录（十）

国务院应对新型冠状病毒感染疫情联防联控机制宣传组　编

人民卫生出版社

·北　京·

图书在版编目（CIP）数据

国务院应对新型冠状病毒感染疫情联防联控机制新闻
发布会实录．十 / 国务院应对新型冠状病毒感染疫情联
防联控机制宣传组编．—北京：人民卫生出版社，
2023.5

ISBN 978-7-117-34792-1

Ⅰ. ①国…　Ⅱ. ①国…　Ⅲ. ①新型冠状病毒–病毒病
–疫情管理–新闻公报–中国–2023　Ⅳ. ①R512.93

中国国家版本馆 CIP 数据核字（2023）第 082784 号

人卫智网	www.ipmph.com	医学教育、学术、考试、健康，购书智慧智能综合服务平台
人卫官网	www.pmph.com	人卫官方资讯发布平台

国务院应对新型冠状病毒感染疫情
联防联控机制新闻发布会实录（十）

Guowuyuan Yingdui Xinxing Guanzhuang Bingdu Ganran Yiqing
Lianfang Liankong Jizhi Xinwen Fabuhui Shilu（Shi）

编　　写：国务院应对新型冠状病毒感染疫情联防联控机制宣传组
出版发行：人民卫生出版社（中继线 010-59780011）
地　　址：北京市朝阳区潘家园南里 19 号
邮　　编：100021
E - mail：pmph @ pmph.com
购书热线：010-59787592　010-59787584　010-65264830
印　　刷：北京虎彩文化传播有限公司
经　　销：新华书店
开　　本：787×1092　1/16　　印张：15　　插页：3
字　　数：214 千字
版　　次：2023 年 5 月第 1 版
印　　次：2023 年 6 月第 1 次印刷
标准书号：ISBN 978-7-117-34792-1
定　　价：98.00 元
打击盗版举报电话：010-59787491　E-mail：WQ @ pmph.com
质量问题联系电话：010-59787234　E-mail：zhiliang @ pmph.com
数字融合服务电话：4001118166　　E-mail：zengzhi @ pmph.com

前　言

习近平总书记在全国抗击新冠肺炎疫情表彰大会上指出："我们迅速建立全国疫情信息发布机制，实事求是、公开透明发布疫情信息。"在抗击新冠病毒感染疫情中，习近平总书记多次对疫情信息发布工作作出重要指示，明确提出"让群众更多知道党和政府正在做什么、还要做什么，对坚定全社会信心、战胜疫情至为关键"；明确要求"要及时发布权威信息，公开透明回应群众关切，增强舆情引导的针对性和有效性"。

抗击新冠病毒感染疫情阻击战打响以来，在全力做好疫情防控的同时，我国以对生命负责、对人民负责、对党和国家负责、对历史负责、对国际社会负责的态度，建立最严格且专业高效的信息发布制度，第一时间发布权威信息，速度、密度、力度前所未有。自2023年1月3日起，国务院联防联控机制持续召开司局级新闻发布会，联防联控机制各部门司局级负责同志和有关专家39位嘉宾走上发布台，回答中外媒体提出的问题，涉及疫情形势、防控转段、疫苗接种、医疗救治、重点人群保障、中外人员往来等各领域社会关切，在党中央重大决策部署和群众关心关切的热点难点问题之间，打通信息公开的最后一公里，充分发挥了强信心、暖人心、聚民心的作用。为帮助各地在抗击新冠病毒感染疫情、应对重大突发公共卫生事件中更好地加强新闻发布和舆论引导工作，本书就2023年1月3日至2月9日的11场国务院联防联控机制新闻发布会现场实录进行了整理汇编，供大家在工作中参考。

国务院应对新型冠状病毒感染疫情

联防联控机制宣传组

目　录

新闻发布会实录

新闻发布会实录

注：本书中发布会嘉宾的职务均为时任职务。

国务院联防联控机制就中医药医疗救治工作有关情况举行发布会
（第 205 场）

一、基本情况

时　间	2023 年 1 月 3 日
主　题	介绍中医药医疗救治工作有关情况
发布人	国家中医药管理局副局长、中国中医科学院院长、中国工程院院士　黄璐琦
	北京中医医院院长　刘清泉
	广东省中医院院长　张忠德
	中国中医科学院广安门医院急诊科主任　齐文升
主持人	国家卫生健康委新闻发言人、宣传司副司长　米锋

二、现场实录

主持人：各位媒体朋友，大家下午好！欢迎参加国务院联防联控机制举办的新闻发布会。

疫情发生以来，在各级医疗救治实践中，中国始终坚持中西医结合、中西药并重，充分发挥中医药特色优势，筛选出"三药三方"等临床有效方药，对提高治愈率、降低重症率和病亡率、促进患者早日康复发挥了重要作用。

当前，我国疫情防控工作重心从"防感染"转向"保健康、防重症"，农村是做好疫情防控和医疗服务保障的重点地区,老年人、孕产妇、儿童、慢性基础性疾病患者是健康服务的重点人群。要抓好农村地区防疫体系运转、药品供应、重症治疗、老人儿童防护等工作,加强日常健康服务,突出重点人群管理,提供分级分类医疗卫生服务,特别是要发挥好中医药的作用。要坚持辨证施治,合理选用对症药物;加强用药指导,做好跟踪随访,保障用药安全。

今天发布会的主题是:中医药医疗救治工作有关情况。

我们请来了:国家中医药管理局副局长、中国中医科学院院长、中国工程院院士黄璐琦先生;北京中医医院院长刘清泉先生;广东省中医院院长张忠德先生;中国中医科学院广安门医院急诊科主任齐文升先生,请他们共同回答大家的提问。今天几位嘉宾从疫情发生以来一直投身到疫情防控一线,无论是在疫情刚暴发时还是在常态化疫情防控时期,他们始终坚守在一线,首先我们向他们表示深深的敬意。

下面请各位记者朋友举手提问,提问前请通报所在的新闻机构。

中央广播电视总台央视记者: 当前我国疫情防控工作重心从"防感染"转向"保健康、防重症",中医药可以发挥哪些作用?谢谢。

黄璐琦: 谢谢您的提问。经过三年疫情防控,我们形成了中西医结合、中西药并用的中国方案,中医药在其中发挥了很重要的作用,主要体现在三个方面。

第一,对患者可以分层干预。当前,流感、感冒、新冠病毒感染交织在一起,对于患者,可以选择对症的中药,居家进行治疗,减轻医疗机构医疗资源的挤兑风险和压力。

第二,可以发挥中医药在治疗中的独特优势,对于轻型、普通型患者可以以中医药为主导,重型、危重型可以中西医结合治疗。对于轻型、普通型患者,中医药进行治疗可以缩短病毒清除时间、缩短住院时间,缓解临床症状。对于有可能转重的患者,及早进行中医药的干预治疗,可以降低转重率。对于重型、危重型的患者,开展中西医结合治疗,可以有效阻断或减缓重症向危重症的发展,促进重症向轻症的转变,减少病亡率。对于上述疗效,2022 年 3 月世界卫生组织在中医药救治新冠专家评估会报告里给予了充分肯定。

第三,在康复中的作用。很多患者都有亲身体会,核酸转阴以后还有咳嗽、乏力、出汗等症状,中医药可以对症治疗,发挥整体调节作用。谢谢。

人民日报记者:因为在中成药的使用中,很多药的适应证都有风寒和风热的区别,请问我们应该如何区别自己的症状是寒证还是热证,怎么用药才能更对症、更有效? 谢谢。

刘清泉:谢谢,你提了一个非常好的问题。应该说,近期很多人都在咨询用药的风寒、风热问题,说明大家对于如何辨识和认识风寒风热是非常关注和重视的。对于新型冠状病毒感染这样的疾病,中医称为"疫病",用通俗的话说,就是传染性很强的外感病。既然是外感病,不管它的诱因是风寒还是风热,临床症状大部分都表现为发热、畏寒、乏力、咽喉疼痛等。首先,风寒、风热引起的临床不适,使用具有解表功能、治疗感冒的药物都是有效的。当然,如果有专业医生从中医理论进一步区分开风寒风热进行治疗,可能疗效会更为迅速。

什么情况下是风寒,什么情况下是风热,从临床来看,出现发热、很怕冷,老想穿一些厚的衣服,肌肉比较酸痛、咽干咽痛、乏力、鼻塞流涕等症状,我们常把它归为风寒,这类疾病往往服用一些疏风解表等治疗感冒的中成药就够了。比如在北京地区或者北方地区常用的感冒清热颗粒,传统的名方荆防颗粒、正柴胡饮颗粒等等,这些都可以很好地解决这类问题。

如果有一部分人出现发热，体温可能高达 39℃，且咽喉疼痛非常明显，有乏力、咳嗽，但没有明显畏寒的感觉，只是感觉肌肉酸痛，不是冷得非要穿厚衣服、盖厚被子的情况，从中医的归属上讲，它可能是风热所导致的疾病。这时候我们要用一些疏风清热或者化湿解表、清热解毒一类的中成药，国家中医药管理局的《新冠病毒感染者居家中医药干预指引》里面推荐的一些药物，比如连花清瘟、金花清感、疏风解毒、宣肺败毒、清肺排毒、热炎宁、银翘解毒颗粒、蓝芩口服液、复方芩兰口服液、痰热清、双黄连、抗病毒口服液等。

当然，从患者的角度来讲，如果有了这样的不适症状，选择中药的时候，仅需选准一种，并按照这一种药物的说明书，或者咨询专业医师后进行服用即可。如果服用 1~2 天后，症状没有明显缓解或者持续加重，没有任何退烧的现象，还是建议及时到医院、医疗机构就诊。千万不要吃一种药没有效果后，马上盲目加另外一种药，或再加上另外一种西药，这样加来加去，可能会产生很多不良反应，这是不科学、不规范的服用方法。当然，一些特殊人群，各个家庭或人群中一些需要重点关注的老年人，65岁以上尤其是 80 岁以上有慢性基础病的人群，比如患有肿瘤、免疫相关疾病、慢性肾功能衰竭且在做常规透析的人群，如果感染了新型冠状病毒，服用中成药的时候一定要向专业医师咨询，在医生规范的指导下才能真正取得显著的疗效，否则可能会延误病情，如果等到很重了再到医院去救治，最佳的救治时期就错过了。谢谢。

广东广播电视台记者：请问，老年人、儿童、孕产妇等重点人群如何选用中药防治新冠病毒感染，以及需要注意一些什么？谢谢。

张忠德：谢谢，你提出的这个问题全社会都非常关注，这是一个非常现实的问题。老年人感染新冠病毒以后,如何选择中成药? 老年人的体质就是正气虚,各种机能下降,尤其是 80 岁以上、有很多基础病、平时有慢性病的人,正气虚、肾气虚、脾气虚。老年人感染了新冠病毒以后分三期,早期症状很轻微的时候,用药前提是早期干预、全程干预,一定要强调早期,当他一出现恶寒、头痛、发热或者胃肠不好的时候,我们就开始选药。怎么选药呢? 阻断它向重症发展,是我们干预这类情况的首先原则,所以要对它的主要症状进行强烈的干预,如果是以发热为主的我们就用清热解毒,寒湿为主的我们就驱寒解毒;如果这个病以湿邪为主,以胃肠道症状为主,就化湿解毒;如果以气喘胸闷为主就宣肺解毒。根据这三个不同来选择“三药三方”,化湿败毒、宣肺败毒、清肺败毒,这三个方是一个很好的阻断老年人向重症发展的药物疗法。更主要的是,老年患者的本质就是虚证,所以在这个过程中,一定要注意全程扶正。怎么扶正呢? 补气为先,用西洋参、太子参,出汗多的温阳,西北地区多燥邪,就滋阴治疗,每个地方都有沙参、麦冬。知道怎么去选,知道是为什么,就可以阻断。如果没有清肺排毒汤怎么办? 还有“三药三方”,还有国家中医药管理局推出来的一些中成药。一旦出现高热不退、胸闷不舒服,尽快去专业的医院,让专业的医生处理。

目前儿童治疗的可选药物不多,但是中医药在儿科方面,尤其是在外感性疾病方面有优势。儿童的体质就是骄阳。比如这一波疫情中,广东高烧的患儿比较多,中医药的治疗效果非常好,我们用麻杏石甘汤和银翘散组成健儿解毒方,大多数患者可以在 24~36 小时内把体温降下来,只剩一点咳嗽的症状,然后很快就康复了。但是由于儿童病情进展非常快,如果持续高烧,并且出现一些抽搐、惊厥等情况,要尽快去医院。儿童的病情来得快、去得快,所以要关注好患儿体温的情况。

中医药在这几千年来治疗孕妇的过程中,应用非常广泛,因为中医药里面对于孕妇或者胎儿有影响的药物已经列得很清楚,所以我们在治疗孕妇的高危症状时,针对高烧、剧烈咳嗽、便秘这三个主要症状,中医药的效果非常好,我们就选用中医药药典里面记载的对孕妇、胎儿没有影响的药物,现在也在广泛使用,有很好的效果。如果出现高烧持续不退或者出现并发症,一定要去医院诊治。另外,孕妇要在医生指导下服用这些中药,会取得显著的效果。谢谢。

中央广播电视总台财经节目中心记者: 很多患者在康复的过程中都会出现咳嗽的症状,不少人也担心这种反复持续的咳嗽会不会变成肺炎。请问治疗这种咳嗽应该怎么办?如何选用中药?谢谢。

齐文升: 感谢你的提问。我们知道,咳嗽是机体的一种保护性反射,所以咳嗽主要是来清理呼吸道异物和分泌物,是一种保护性反射。从中医的角度来看,新冠病毒感染在后期主要是余邪未尽、正气受伤这两个方面的因素。比如痰热未清,肺阴受伤,肺的宣发肃降功能失调,遗留咳嗽。像这种咳嗽往往有痰少、色白、质黏,或者伴有咽痒的症状。所以临床治疗也从这两个角度着手,一方面是扶正,扶正就是养阴润肺,另外就是祛邪,清热化痰。有些中成药效果还是不错的,像急支糖浆、养阴清肺丸、杏贝止咳颗粒,这些中成药在治疗咳嗽方面都有不错的疗效。刚才记者还问,咳嗽持续时间久或者咳嗽加重会不会引发肺炎,这可以明确地说,咳嗽本身不会引起肺炎,如果是肺炎的咳嗽,一定会有持续发热、喘促,大量的黄黏痰,以及食欲的严重下降。如果出现肺炎咳嗽的症状,就应该及时到医院就诊,以免延误病情。

另外还有一种情况,家里如果有老人、小孩,患者自己表述不清,出现了咳嗽，我们要看他的精神状态，如果老年人精神萎靡、食欲下降，小孩呼吸急促甚至口唇紫绀，这些都不是很好的情况，要及时送医。谢谢。

新华社记者：近日，国务院联防联控机制印发了《关于在城乡基层充分应用中药汤剂开展新冠病毒感染治疗工作的通知》，并且发布了《治疗新冠病毒感染的中药协定方范例》，其中包括了通用基础方、北方地区和南方地区的药方，请问为什么要对不同地区使用不同的药方？谢谢。

张忠德：谢谢。很多医生或者老百姓都非常关注这个问题。中医药在治疗疾病和保障健康的过程中，非常强调"三因制宜"，我们知道新冠病毒感染以后的症状：发热，全身关节酸痛，喉咙痛、咳嗽，这里就有寒热之分。东北地区、北方地区季节寒冷，所以表现出来的寒象特别重，头痛、喉咙痛、全身关节酸痛这些症状比较多，畏寒。南方地区10月底、11月初还比较热，这一波疫情开始的时候温度还是在28℃或30℃以上，而且湿邪比较重，11月份的几场大雨以后，湿热之邪特别重。再加上南方人有吃健脾温补药的习惯，整个体质和受环境因素影响导致湿热比较重。我们在这几年的治疗过程中发现，南北地区的方案不一样，北方这边出现发热、畏寒、疼痛、没有汗的比较多。南方地区高热、喉咙痛、咳嗽、有痰、大便不通的比较多。所以在治疗方面要分开，按照中医的群体辨证方案，来进行绝大多数患者的辨证治疗。谢谢。

中新社记者：想请问在近期应对疫情的实践中，中医药在阻断新冠病毒感染从轻症转向重症的过程中发挥了怎样的作用？谢谢。

齐文升：感谢你的提问。我们知道，阻断病情由轻症转重症是降低死亡率的关键，中医在这方面的看法主要有两方面。一方面，要及时地识别那些容易发展成重症的高危人群,在临床实践中,我们发现有些中医证候对于判断患者的转重有指导意义。比如我们中医看舌苔,舌苔由薄转厚变黄,舌质的颜色由淡红转成紫红或者淡黯,这是一类;第二类高热持续不退;第三类是大便稀溏或者几天没有大便,并且伴有食欲的严重下降,消化功能、吸收功能变差;第四类是出现明显的虚证,比如精神萎靡,一活动就喘促,语不接续,手脚凉,出冷汗,口干舌卷,尿少短赤等等,这些阴阳两虚的证候都可以作为中医判断是不是会转重的预警指标。

另一方面,中医在阻断病情转重的治疗上,也是强调"关口前移"、早期治疗。临床具体治疗,中医强调三个治法:一是尽快遏制热毒和湿热毒邪。比如临床上高热持续 48 小时,中药每天要吃两剂,每 2~4 小时就要服用一次,还可用中药药汤研服安宫牛黄丸进行退烧醒神。二是在临床中我们还非常重视通腑疗法的使用,中医认为肺和大肠相表里,腑气不通肺气就不降,呼吸功能就不会改善,因此中医认为调肠治肺或者肺肠同治是阻断病情转重的一个重要措施。所以临床上如果大便不通超过 24 小时,我们就要采用生大黄泡水或者研末灌服通便。三是强调要早期扶正,全程扶正。在最近的疫情中可以发现,发生重症以老年人或者有基础疾病的人为主,我们在临床中发现这部分患者在早期就存在着明显的虚证,如年纪比较大,基础疾病比较多,所以我们认为早期扶正、全程扶正也是防止病情转重的重要措施,临床上可以用大剂量的人参来扶本固元。

总之,如果临床上处理好了邪正虚实的转化关系,防止病邪由表入里,防止逆传或者内陷,就能阻断病情由轻转重。谢谢。

中国日报记者:请问对新冠病毒感染实施"乙类乙管"之后,从中医药的防治上都做了哪些准备,有哪些具体的举措?谢谢。

黄璐琦：谢谢您的提问。当前疫情防控进入新阶段，我们主要做了两个准备和一个机制的强化。一是药的准备，在指导各地做好相关中药储备的同时，印发了《新冠病毒感染者居家中医药干预指引》，推荐70个中成药供群众居家治疗使用，鼓励各地制定治疗新冠病毒感染的中药协定处方，允许相关医疗机构中药制剂在医疗机构间调剂使用，千方百计地扩大中医药的供给。二是医疗的准备，迅速扩充中医救治的医疗资源，加强中医医院的发热门诊、急诊、肺病科、ICU等科室的建设，目前全国二级以上中医院都设置了发热门诊，扩容了ICU床位。开展医疗救治培训，加强了重症救治的力量，各中医医院还积极开展互联网诊疗，缓解接诊压力。同时，统筹使用设施设备和调配医护人员，提升医疗资源的利用效能。三是在机制上，我们强化了重症救治方面的中西医结合机制，要求进一步建立完善"有团队、有机制、有措施、有成效"的中西医结合医疗救治模式，各地救治专家组也进一步充实中医专家的力量，进行重症、危重症的中西医结合救治巡诊指导。要求各医院在医疗救治中，建立中西医结合、中西医协作机制，共同参与患者的诊疗决策。同时，发挥中医药在老年人和儿童医疗救治中的作用。谢谢。

中央广播电视总台CGTN记者：中国疫情防控政策不断优化调整，国际社会对此广泛关注。近期，国家卫生健康委与世界卫生组织开展疫情防控技术交流会议，在会议中世界卫生组织呼吁中国分享更多的信息与数据，请问发言人对此有何回应？同时，过去三年中国积极与世界卫生组织加强合作，助力全球抗疫，在新形势下，双方如何进一步加强交流与合作？谢谢。

米锋：谢谢你的提问。疫情发生三年来，中方始终秉承着公开、透明的态度，与世界卫生组织、世界各国和地区保持着务实的交流合作。在2020

年1月,中方主动提出并与世界卫生组织建立了技术交流的机制,中方的专业技术部门、有关专业机构和专家,这三年来一直同世界卫生组织保持着密切沟通。据不完全统计,双方就新冠病毒感染疫情防控、医疗救治、疫苗研发、病毒溯源等领域开展了技术交流60余次。

同时我们还和全球180多个国家和地区,以及10多个国际组织共同举办疫情防控技术交流活动300余场,毫无保留分享中国抗疫经验。

在"新十条"优化措施发布以来,中方已于2022年12月9日、12月30日两次同世界卫生组织召开技术交流会议,就当前疫情形势、医疗救治和疫苗接种等技术议题进行深入交流。中方愿继续同包括世界卫生组织在内的国际社会团结合作,助力全球早日终结疫情。谢谢。

光明日报社记者: 请问,对于新冠病毒感染的重症患者,中医药发挥了哪些作用?谢谢。

张忠德: 谢谢。这也是医疗界和目前防控中最关注的问题。近三年以来,中医药在新冠病毒变异毒株重症患者的治疗中都取得了非常好的效果,得出了中西医结合有效的方案和效果,我们跟西医团队配合得非常好,中医发挥中医的优势,西医发挥西医的优势,让患者得到最大的利益,取得最大的效果。中医在重症治疗过程中解决了几个问题,第一,解决突出症状,高热、腹胀、便秘、胸闷、气喘和大汗出,在高热患者的治疗中不是用一味药或者一个手法,它是一个整体的"组合拳",有中药汤剂、中成药、外治法、鼻饲、针灸、热敷法等。在高热患者治疗中,中药多频次、多组合地使用,快速降低患者体温的同时,不严重损害患者的身体状况,比如发汗不是很多,腹泻也不是很厉害,我们保持这个度,保持治病不伤正、留命治病这个中医原则。比如机械通气或者面罩呼吸以后,患者腹胀得很厉害,大便不通,血氧不好、呼吸很急促,这类病因要想办法把胃肠潴留通了,要么用大黄粉,要么用大承气汤、小承气汤来灌肠,要么用中医的手法把患者腹部的积聚排出来,手法非常管用,通腑解毒,能够把毒排出去,患者就会好。排毒不伤正的同时给予独参汤、西洋参,如果是单纯的气虚给予西洋参,有阳虚的给予小四逆汤再配上西洋参一起服用,这个患者通了、四肢暖了,血氧会往上走,心率从 100 多降下来。在现代医学的生命支持和呼吸支持下,我们一起发挥中医药的特色与优势,解决危重症的四大症状。还有一些重症患者和危重症患者,淋巴细胞很低,降到 0.6、0.3 了,疲倦乏力,中医用一些独参汤,用西洋参加红参,给患者吃了之后,整个红细胞的回升就比较快,从危重症、重症转为普通型,降低了病亡率。所以在治疗重症的过程中,用中医的"组合拳"解决好危重症的四大症状,和现代医学这种治病支持共同努力,达到留命治病、治病不伤正,为后期的康复打下基础,中医药在这个过程中发挥了很好的作用。德尔塔毒株传播的时候,在广州和兰州地区的重症率都是比较高的,我们就采用这种方法。这一波疫情老年患者特别多,80 多岁的老人家,基础病特别多的老人家,我们采用的治疗方法也是中医的方法,宣肺解毒扶正,宣肺解毒的过程中不要伤正,达到扶正与去邪的平衡,那就取得非常好的效果。谢谢。

香港经济导报记者:我们注意到,《新冠病毒感染者居家中医药干预指引》以及各地出台的指南、指引推荐了很多中成药,请问个人参照方案该怎么选药,应注意避免哪些用药误区? 谢谢。

刘清泉:谢谢。这是一个非常有意思也非常专业的问题,因为国家中医药管理局中医疫病专家委员会制定的《新冠病毒感染者居家中医药干预指引》里有 70 种中成药,各个省市也推荐了一些中成药,这些中成药具体到每一个患者身上到底怎么用,实际上就是治疗方案的问题,怎么样用好指引,我有几点提醒和提示。

一般来讲,经过早期治疗,新型冠状病毒感染在2~3天体温就可以恢复正常,而一部分人群会出现咽喉疼痛、咳嗽、声音嘶哑这样的情况。在这时候,我们应该加用一些宣肺止咳的中成药,比如急支糖浆、止咳宝、通宣理肺丸、连花清瘟、杏贝止咳颗粒,根据自己的情况,手头有哪种药物都可以选用。有一部分人会咽喉疼痛很明显,这时候应该用上几天的利咽解毒止痛的中成药,比如,六神胶囊、六神丸、清咽滴丸、金喉健等等,三五天用完以后,老百姓所谓的"刀片喉"这种症状出现的概率会减少。

有一部分人会出现乏力、呕吐、腹泻,这些患者从中医来看,湿邪明显,这类人平时就是脾胃虚弱的人群,这时候可以用一些化湿解表类的药,推荐的药为藿香正气,藿香正气有很多剂型,有藿香正气水、藿香正气胶囊,但是藿香正气水里面有酒精,所以吃的时候要注意一些,不耐酒精的或者出去开车的情况下不能吃。但是这类人群,不宜在这个时候吃清热解毒的药物,清热解毒的药服用完以后会导致腹泻或消化道症状加重。

对于小孩出现发热、咽干咽痛、咳嗽等症状时,往往会进展得很快,我们可以用一些疏风解毒、清热宣肺的药物,像金振口服液、儿童清肺口服液都可以使用。有一部分孩子会出现发热、不想吃饭、肚子胀、口臭、大便干结,从中医讲属于积热、积滞重,可以用消积导滞、清热宣肺的中药,比如小儿豉翘清热口服液、小儿柴桂退热颗粒等等,这些药物用上以后,可以达到缓解孩子症状的目的。当然对于一些特殊体质的孩子,比如有一些孩子是过敏性体质,我们在用药之前,一定要向儿科医生咨询。各大医院也都开设了互联网医院,可以通过互联网医院来跟医生咨询,到底用哪些药才能达到更佳的疗效。当然对于婴幼儿,除了吃药之外,还可以采用一些非药物治疗的手段,比如推拿、捏脊,或者中医刮痧,来缓解患儿的症状。

我想再次说明一点，治疗感冒、流感和新冠的药物，有些药物的适应证具有相同的症状，指引里推荐的药物这么多，容易用错药，一定要理性用药、合理用药，切忌病急乱投医。有些人很容易一有急症以后就不停地吃药，那就很危险，一定不要盲目用药。第一，用药之前一定要看看说明书，说明书上有一些什么样的适应证，尤其有什么样的禁忌证，还有不良反应的情况要看清楚，这样用起来才能心中有底。尽管医生会告诉你的，但是作为患者或者作为患儿的家长要关注这件事。第二，用药如果在 48 小时之内没有明显缓解，一定要到医院就诊。当然对于老年人、小孩还有一些基础病的，更要注意，体温仍然在 39℃、40℃，没有往下退的迹象的情况下，一定要到医院去就诊。第三，中西药是可以联合使用的，尤其是对于外感性疾病，对于新冠病毒感染这一类所导致的高热、咽喉疼痛可以联合使用，但是一般不主张同时服用。中西药在服用期间要间隔半小时以上，这样保证它们各自发挥各自的作用，不会有不良反应。同一类型的药物，中药或西药，不要重叠使用，刚刚吃完这个再吃那个，这样也不好。第四，对于新型冠状病毒感染的轻型患者来讲，一般服用 5~7 天，临床症状大多都消除差不多了，就可以用饮食调整进行康复，不要过度服用药物。谢谢。

凤凰卫视记者：在这轮疫情当中有很多患者说自己有"刀片喉"，您刚才也提到。想问一下中医在治疗过程中有何优势？如何看待这样的症状？并且如何缓解它？谢谢。

刘清泉：谢谢。刚才我也讲过咽喉疼痛的问题了，如果我们早期正确地去处理，可能出现"刀片喉"这样症状的概率就大大减少了，从症状出现的机制来看，应该是声门和声带黏膜发生了充血水肿，一般来讲，发病病程的 3~5 天最为明显,此时病毒差不多很少了,但是炎症水肿并没有明显减轻。所以从中医来看,我们认为"刀片喉"是全身热毒症状减轻以后,热毒聚集到咽喉的一种症状表现。早期我们规范治疗了,通过微微发汗、透热,把热毒透出去了,这种症状就会很少。如果用药不是特别规律、不是特别科学,比如用一点退烧的药发汗了,烧是退了,但是热毒并没有清除,这时候整个咽喉部的水肿就会加重,疼痛就会很明显。所以,在新冠病毒感染早期中医治疗的过程中,一定要在服用解表药的同时加一些清热解毒利咽的,大部分中成药都具有这样的功效,用好了以后既能够迅速地退热、缓解全身症状,又能够减少咽喉不适。对于已经出现的怎么办? 用利咽止痛、解毒利咽的药物也能够缩短病程、减轻病状,比如刚才讲的六神丸、六神胶囊、清咽滴丸、金喉健,口服的、局部含的或者喷的药物,也可以用针灸的办法,比如针刺少商穴、商阳穴,这些都能够有效缓解咽喉疼痛。穴位放血这一块,要在针灸科医师或者急诊科医师的指导下放,能够很好地解除症状。如果咽喉痛非常严重了,还得去医院让耳鼻喉科的医生看看有没有其他的问题。谢谢。

中国中医药报记者: 药品的供应和保障一直是大家普遍关注的问题和疫情防控的重要环节。面对当前药品供需矛盾,如何提高中药的有效供应和保障? 谢谢。

黄璐琦: 感谢您的提问。国家中医药管理局认真贯彻落实党中央的决策部署和国务院联防联控机制的工作要求,结合职能定位,多措并举做好中药供应保障工作。

在供的方面,一是我们积极配合相关部门,做好重点中药的保障供应,配合工信部建立医疗物资生产保供的日调度机制,提供了相应的需求清单,统一调度重点医疗物资保障品种,摸清产能产量,推动企业稳产达产、扩能增产。二是推动多元化中药产品的供给,在国家层面我们制定了《新冠病毒感染者居家中医药干预指引》,针对不同症状推荐了多种可用中成药。指导各地因地制宜制定防治方案、用药指南和指引,扩大中药选用范围。推动支持中医医院、基层医疗机构加强院内制剂、协定处方的生产供应,加强中药汤剂的使用,提供多元化的中药选择。三是要求中国中药协会根据国家和各省所制定的防治方案、用药指南和指引,以"保供应、保质量、稳价格"为重点,制定抗疫中药"两保一稳"清单,发布行业自律公约,保证中药的生产。四是我们密切跟踪中药材的市场情况,相比于化学药,中药原料来自人工种植、养殖和天然野生,采收是有时限的。疫情发生以来,我们持续跟踪全国的中药材市场,尤其是抗疫中药材品种的供应和价格情况,我们利用第四次全国中药资源普查所取得的成果和所建立起来的方法和技术,科学研判抗疫中药材的蕴藏量,加强对种植企业和农户的引导,也引导中药企业保持合理库存,做好原料储备,保证中药的供应和生产。

在需的方面,我们围绕着科学用药、儿童用药等当下群众关心的问题,组织专家进行解读,加强用药指导,让老百姓能够了解怎么选药、怎么用药,提供科学指导。

以上就是我们从供和需两个方面所做的工作。谢谢。

南方都市报记者: 想请教一下,对于感染者的共同居住人员,能否使用中医药的方法来预防感染或者做一些提前处理? 可以用什么样的方法? 效果怎么样? 谢谢。

齐文升: 谢谢你的提问。作为新冠患者的同住者,应该注意以下几个方面的问题。第一,现在是冬季,要注意保暖,间断通风。因为冬季气候严寒,所以保暖很重要,尤其外出时一定要穿好衣服、戴好帽子,避免头颈部着凉,冬季保暖很重要。另外可以每天间断地通风,每次5~10分钟,一天两次就够了。第二,做好房间消毒。可以使用中药苍术、艾叶,在家里用锅加水持续加热熏蒸消毒。第三,适度锻炼。年轻人可以做有氧运动,外面天气寒冷,可以适当地在室内有氧锻炼,老年人可以打太极拳、八段锦,总而言之还要增强体质,根据不同的年龄,采用不同的运动方式。第四,要注意调理饮食。尤其是冬季,运动偏少,所以饮食一定要清淡,要多饮水,不要偏食。第五,面对新冠病毒感染疫情,还要保持平和心态,不要焦虑、恐惧,这样机体的免疫功能才能平衡、才能正常。第六,向大家建议,中药预防还是有效的,我们认为中药预防主要从调理脾胃、利尿泻火、宣肺升清,从这三个角度着手,有几个药物可以作参考,像苍术、陈皮、金银花、白茅根、桑叶,这些药各取少量放在一起代茶饮。总之身体机能好了,即便感染了新冠也大多是轻型,没什么可怕的。谢谢。

主持人: 时间关系,最后再提两个问题。

健康报记者: 不少新冠病毒感染者在康复的过程中愿意尝试一些食疗或者养生功法这些非药物疗法。这方面的文章、视频非常多,想请问一下大家在选择的时候有没有什么方法,需要有哪些注意事项?谢谢。

张忠德: 谢谢。这个话题大家也非常想知道。中国人养病、防病、治病里有一句话,叫作"三分治,七分养",所以调节饮食在疾病的治疗、预防和康复中起到非常好的作用。新冠病毒感染康复以后,药膳、饮食第一就是要补气,第二就是要健脾,第三就是要润肺,第四就是要安神,后面这些症状都是咳嗽、疲倦、不想吃东西、汗出、睡不了觉、心慌心悸。我们在饮食上遵循这四大原则,第一要清淡一点,不要味道浓、煎炸食物,可以吃清淡一点的,吃一点稀饭加一点鸡蛋,宜清淡,不要肥腻。第二,补气很多人就不知道怎么补了,吃黄芪、西洋参、高丽参行不行？补气不点火是我们的原则,以清补为主,很多人觉得很疲倦、乏力、气短,讲话讲两句就不想讲了,气不够,要清补为主,太子参、党参、西洋参,这一类的清补,不要太过。第三,由于余邪未清,胃肠功能还没有恢复,病的时候喉咙痛,吃了很多药,有些还是比较苦寒的清热解毒药,脾胃有一点受伤,需要等它修复,这个过程中不要吃伤害脾胃的饮食,保持七分饱,老人家、小孩可以多吃两餐,不一定三餐,可以少食多餐。

还有咳嗽、疲倦、流鼻涕、鼻塞这样的症状,我这几天看到很多,我去了广东的一个县和广西的一个县,县里面用当地的药材来治疗新冠后的咳嗽,我觉得深受启发。一个是广东郁南县,用无核黄皮干泡水,加上其他的一些中药,当地群众喝了也很好。我们在广西桂林阳朔那里看到他们用很多金橘做药方,咳嗽分热咳、寒咳两种,寒咳一个方、热咳一个方,大锅汤熬给大家,这非常解决问题,又运用了当地的药物、食物、水果,这就是中医药在防病治病和康复过程中的很好办法,各地市都在用,解决了目前一些药物的供给问题。当然,这需要专业人士的指导,一起帮他们制定方案。

另外,在运动方面,疲倦、乏力、睡眠不好,鼓励用非药物方法,晚上睡觉前用生姜、艾叶泡泡脚,马上就入睡很好。打打太极拳,晚上睡觉也好了。做一下八段锦也很好,还有五禽戏、打坐、练气等等,有些咳嗽很厉害的老年人,康复以后痰很深,我们教他做呼吸操,清除肺里面没有力气咳出来的分泌物,也很好。

所以中医药在防病治病的过程中有很好的作用,在疾病的康复过程中有非常好的"组合拳",除了吃药以外还有很多非药物疗法和膳食疗法,我们要广泛地挖掘。谢谢。

红星新闻记者： 针对新冠病毒感染恢复期可能出现的乏力、失眠、嗅觉、味觉下降等问题，这一阶段应注意什么？怎么运用中医药促进健康？谢谢。

齐文升： 感谢您的提问。确实像您所说的，现在临床上有部分患者进入了恢复期，但还遗留了一些自觉症状。实际上不必太过担心，一般经过7~10天会完全消失。当然也有部分人持续时间比较长，甚至会达到1个月。在这个时候，我们可以采取一些中医药的方法，加快疾病的康复。中医对新冠感染是怎么认识的呢？中医认为新冠感染主要侵犯手太阴肺和足太阴脾，所以我们看新冠感染的临床表现是两套，一个是呼吸系统的症状，另外一个是消化系统的症状。进入恢复期以后，如果肺脾气虚，功能没有完全恢复，患者就会出现乏力气短的症状。如果脾虚肝木偏旺，就会失眠。肺开窍于鼻，脾开窍于口，所以肺脾的功能没有完全恢复，就会遗留味觉嗅觉的障碍，味觉嗅觉障碍和肺脾的功能没有恢复或者早期的肺脾功能受损有关系。所以在恢复期治疗上，主要针对肺和脾这两个脏器进行调理，临床可选用的一些治法，如宣肺、润肺、健脾、化湿，这些相应的方剂都有不错的疗效。

另外，如果在恢复期调理不当，甚至停药过早，往往会出现一些后遗症，还可能出现病情反复。对于这个问题，早在东汉末年，医圣张仲景在《伤寒论》里提到"瘥后劳复"，它是指疾病好了以后因为某种原因又导致病情反复，到了明朝吴又可在《瘟疫论》里进一步扩展，提到了"食复""劳复""自复"。复就是反复的意思，所以在疾病好转以后要注意以下几个问题。首先要注意生活起居的调理，作息要有规律，饮食要合理、有营养，另外就是穿衣外出要注意保暖、不要着凉。第二方面还要注意情绪的稳定，避免焦虑、急躁等负面情绪的影响。第三方面可以适当配合食疗，比如百合、银耳、红豆、绿豆、山药、莲子，这对肺脾功能的恢复都是有帮助的。最后,在新冠的恢复过程中,不要病情一好转,就放任不管。谢谢。

主持人:谢谢。今天的发布会,几位嘉宾介绍了中医药在新冠病毒感染医疗服务保障中发挥的重要作用,也再次感谢各位。后续我们还将继续召开联防联控机制新闻发布会,欢迎大家继续关注。今天的发布会到此结束,谢谢大家。

国务院联防联控机制就农村地区疫情防控有关情况举行发布会

（第 206 场）

一、基本情况

时　间	2023 年 1 月 7 日
主　题	介绍农村地区疫情防控有关情况
发布人	国家卫生健康委基层司司长　聂春雷
	农业农村部农村合作经济指导司副司长、一级巡视员 毛德智
	首都医科大学全科医学与继续教育学院院长　吴浩
	四川省成都市郫都区德源街道禹庙村党委副书记　蔡小雪
	湖南省湘潭市雨湖区长城乡卫生院院长　袁友明
主持人	国家卫生健康委新闻发言人、宣传司副司长　米锋

二、现场实录

主持人：各位媒体朋友，大家下午好！欢迎参加国务院联防联控机制举办的新闻发布会。农村、社区是疫情防控的一道重要关口，是保障群众健康的最后一公里。我国农村地域广、人口多、人均医疗资源相对不足。随着春节的临近，人员流动加大，返乡人员增多，更加需要做好农村地区疫情防控和医疗救治工作。

党中央、国务院时刻牵挂着广大农民朋友们的健康，要求围绕"保健康，防重症"，突出重点人群管理，有序疏导诊疗需求，分类、分层、分级提供健康服务。要充分发挥农村基层组织作用，加强对农村地区医疗机构支持；照顾好老年人、孕产妇、留守儿童等重点人群，做好健康监测，畅通转诊绿色通道；提供便利服务，加快推进农村老年人新冠病毒疫苗接种，加快构筑基层保健康防线。

为保障"乙类乙管"总体方案及配套措施于 1 月 8 日顺利实施，近期，国务院联防联控机制综合组向全国各地派出了 15 个指导组，督促指导做好准备工作，过程中也发现了一些农村疫情防控好的经验做法，有的强化分级诊疗，有的提升基层服务能力，有的加强重点人群摸底和服务保障。对于这些好经验、好做法，我们将进一步推广。

今天发布会的主题是：农村地区疫情防控有关情况。

我们请来了：国家卫生健康委基层司司长聂春雷先生；农业农村部农村合作经济指导司副司长、一级巡视员毛德智先生；首都医科大学全科医学与继续教育学院院长吴浩先生；四川省成都市郫都区德源街道禹庙村党委副书记蔡小雪女士；湖南省湘潭市雨湖区长城乡卫生院院长袁友明先生，请他们共同回答记者的提问。

下面，请各位记者朋友举手提问，提问前请通报所在的新闻机构。

中新社记者：我们注意到，近期国务院联防联控机制对于重点人群医疗救治"关口前移"要求"早发现、早识别、早干预、早转诊"，请问农村地区如何才能做到"关口前移"？谢谢。

聂春雷：谢谢这位记者的提问。目前，"关口前移"是我们城乡基层疫情防控的重点工作。根据目前疫情防控的形势，为发挥好基层"网底"的作用，1 月 3 日，国务院联防联控机制综合组印发了《关于做好新冠重点人群动态服务和"关口前移"工作的通知》，要求对重点人群要"早发现、早识别、早干预、早转诊",预防和减少新冠重症的发生,提出了 12 条工作内容,特别强调要进一步筑牢织密基层的"保健网",加强重点人群动态管理和基层发热门诊的建设,确保基层医疗卫生机构人员、药品、设备配备到位,必要的药品器械要直达村卫生室、乡镇卫生院以及社区卫生服务中心。目前,全国 98.7% 的乡镇卫生院和社区卫生服务中心都开设了发热诊室,基层发热门诊诊疗量占比超过全国发热门诊的 60%。对需要转诊的,及时向亚定点医院、定点医院或者上级医院转诊,充分发挥了基层医疗机构第一道防线作用。

农村地区要做到"关口前移",核心是落实"早发现、早识别、早干预、早转诊",具体来讲,"早发现"主要是对 65 岁以上的老年人、孕产妇、儿童、残疾人等重点人群进行一对一包保联系,每周联系服务不少于 2 次,及时发现问题,及时处置。"早识别"就是要加强对这些重点人群的健康监测,对可能出现的一些情况,比如有些基础病的并发症、新冠重症风险的苗头和倾向性症状出现以后,要及时识别,及时给予指导和转诊。"早干预",就是在基层要配备必要的氧疗设备,如氧气袋、氧气瓶、制氧机,还要配备便携式的指夹、脉搏式血氧仪监测血氧,发现异常情况,迅速给予吸氧和相应的药物治疗,同时结合实际及时转诊。"早转诊"就是发现了需要转诊的,要及时转到上级医院接受治疗。这"四早"就是做到"关口前移"的重要工作。

此外,我们还通过加强基层医务人员的培训,加快中医药配备使用,特别是要落实医联体(医共体)对基层的指导,包括巡诊、派驻等等,提高基层诊疗能力,防止轻症向重症或者危重症的发展。谢谢!

新华社记者: 从目前对重点人群的摸底情况看,农村地区对重点人群的分级分类健康管理服务工作如何做好?可以发挥什么样的作用?谢谢。

吴浩：我们的工作重点，从防感染向保重点人群的"保健康、防重症"这一工作转变。前期各地已经按照国务院联防联控机制下发的重点人群分类管理方案和动态服务要求，正在推进和落实落细这些工作。具体来讲，一是利用各种现代化科技手段，比如计算机数据、电话、微信、视频等非接触方式，以及传统的上门随访方式，实行面对面服务，做好对红黄绿标识重点人群的健康服务。这里面主要是以街乡为单位，组织村（居）委会及其公共卫生委员会、村"两委"、村组干部、驻村第一书记以及社区工作者，包括志愿者、相关包片医生组成的包保团队，在这个团队里，按照相关要求做好明确分工，使相关的包保团队能够包村、包户、包人，对红黄绿标识的三类重点人群健康状态全面摸底建好台账。这些人都是高风险人群，是防重症的重点。

包保团队要把基层医疗卫生服务机构和家庭医生24小时联系电话告知重点人群，确保在关键时候能"找得着、听得到、闻得见"，能及时联系到医务人员。我们也知道，医务人员不可能24小时联系这些重点人群，我们的重点人群如果觉得需要健康咨询，可以主动联系相关的工作人员，相向而行携手共创社区健康。

通过这些村干部或包保团队，可以和重点人群相互联系。我们也有一个要求，对黄色标识人群每周联系不少于2次，对红色标识人群每周联系不少于3次。大家都在过节，都很繁忙，我们要相互联系，工作人员向重点人群主动联系，重点人群也可以主动向相关包保人员联系，建立一个双向联动机制。对红色标识重点人群的基础病情况和健康状况，要通过联系动态掌握，保平安，一旦发现重点人群感染新冠病毒或基础病加重等情况，要及时采取处置手段，包括及时监测生命体征、监测血氧饱和度等。刚才聂春雷司长已经说了，我们配备了这些设备，就要把设备用到该用的人身上去。同时，对红色标识的感染者，处置以后仍然觉得有加重的，如果有必要的话要及时指导转诊，同时加强健康监测。谢谢。

中国三农发布记者：按照《加强当前农村地区新型冠状病毒感染疫情防控工作方案》安排，各地要进一步建立健全"五级书记"抓农村地区新冠病毒感染疫情防控责任体系。我想问一下，这是个怎样的体系，如何充分发挥作用将农村地区疫情防控责任落实落细？谢谢！

毛德智：谢谢您的提问。您刚才提到的工作方案，是贯彻落实党中央、国务院关于《加强农村地区疫情防控工作方案》的决策部署，由国务院联防联控机制和中央农村工作领导小组联合印发的，印发时间是2022年的12月30日。这个工作方案明确要求，"五级书记"要像抓脱贫攻坚一样抓农村地区的疫情防控。要建立包保制度，省统筹、市调度、县乡村抓落实，层层压实责任。基层党组织要切实发挥战斗堡垒作用，把疫情防控各项措施落实到村到户。

为了落实落细农村地区疫情防控的责任，工作方案还分别明确了省、市、县、乡、村五级书记的具体要求，其中对省级党委和政府，要求对本地区农村疫情防控工作负总责，根据疫情形势，因地制宜、结合实际制定政策措施。市级党委和政府负责本区域内农村疫情防控工作的部署安排，督促检查。县级党委和政府要承担起主体责任，主要负责人要靠前指挥，抓好农村地区疫情防控，特别是要抓紧补齐农村地区疫情防控中的短板和弱项。乡镇、村要具体落实好疫情防控中的组织、动员、协调、宣传、引导等责任要求，确保各项工作能够进村入户。工作方案还特别强调，要强化责任追究，对工作不力、失职渎职的，要严肃追责问责。

此外，为抓好农村地区疫情防控工作，工作方案对建立相应工作机制也提出了要求，由中央农办、农业农村部、国家乡村振兴局会同中组部、国家发展改革委、工信部、民政部、财政部、国家卫生健康委、国家疾病预防控制局等单位，成立了农村地区疫情防控工作专班。工作专班在国务院联防联控机制下开展工作，重点是发挥责任落实、政策协同、基层动员等方面的作用。目前，各级也在建立健全相应的工作机制。谢谢！

中国青年报记者：农村地区的医务人员较城市来说相对较少，加上医务人员本身也有可能感染。面对可能的疫情风险，请问如何保障医务人员的在岗率和诊疗服务秩序？谢谢。

袁友明：谢谢这位记者的提问。近年来，基层医疗卫生人员队伍有了长足发展，队伍规模和人员素质都有一定提升。为应对此次农村地区疫情高峰期，我们通过招聘、返聘退休医务人员等方式，增加了 20 位医务人员，进一步扩充了人员队伍，为此次疫情高峰期的防控发挥了非常重要的作用。同时，我们统筹全院医务人员力量，安排梯队值班值守，根据诊疗情况及时调整和优化就诊流程，扩充发热诊室 4 间，及时扩容住院病房，病床由原来的 65 张增设到 94 张，保证住院患者应收尽收、应治尽治，做到重症患者及时转诊，全力保障老百姓的就医需求。医务人员也发扬抗疫精神，症状缓解后及时返岗，保证了医疗救治的正常运转。我们还充分发挥医联体优势，通过上级医院专家来院或者远程查房、培训、指导，切实提高了卫生院医务人员的救治能力。另外，我们还切实加强医务人员的关心关爱，落实轮流休假制度，配齐防护物资，加强医务人员个人防护，解决医务人员家庭的实际困难，对医务人员发放临时性补助。谢谢！

中央广播电视总台央视记者：在一些比较偏远的农村，不仅是医疗条件有限，交通也非常不便利，如果出现新冠病毒感染者迅速增多的情况，我们如何能够保证这些感染者尤其是重症感染者得到及时转运和收治？谢谢。

聂春雷：谢谢这位记者，这个问题非常重要。农村地区特别是交通不便的地区，我们也一直非常关注他们的急救转运情况。为了确保感染者能够高效有序转运收治，我们指导地方开展了以下几项工作：

首先，加强重点人员日常联系和指导。实际上就是做好包保联系，做好健康管理，能够早发现需要转诊的人员。特别是包保团队，充分利用现代化的手段，包括微信、电话、云服务、视频或者上门服务等等，保持及时联系，发现问题根据情况进行转诊。

其次，要做到及时转诊，就要求农村地区扩大基层医疗卫生机构院前急救的力量，每个乡镇卫生院和社区卫生中心要配备一辆救护车，纳入各个县域的120急救系统统一调度。同时，还要求地方党委政府指导乡村建立志愿者运输车辆，对需要急救的，可以通过志愿者车辆及时转运。通过这些手段，做到急救电话24小时能够拨得通，有车派，出车快。

再次，还要建立通畅的绿色通道，上级医院能够及时接收。各级各类医疗机构要有专人负责转诊衔接，简化重症患者转诊流程，完善转诊绿色通道。对于高龄合并慢阻肺、糖尿病、心血管疾病这些基础性疾病的感染者，第一时间要转诊到有救治能力的医疗机构，可以直接转到三级医院，不一定要层层转诊。对于基层首诊的一些重症患者，要积极采取抢救措施，在医护人员陪护指导下转诊。同时还要完善养老机构老年人转诊的绿色通道。而且我们还强调，三级医院都要包片，"一对一"指导县级医院加强医疗救治工作，要派医务人员下沉基层，指导基层的转诊和医疗救治。谢谢！

人民日报记者：对农村地区的疫情防控，国家要求发挥村（居）民委员会及其公共卫生委员会的作用。请问，是否成立了这样的委员会？现在正在开展哪些工作？谢谢。

蔡小雪： 谢谢这位记者的提问。从我们村的实际情况看，村民委员会对本村的疫情负总责，下设公共委员会落实具体工作，由我兼任主任，成员还有村委会专职人员、村卫生室负责人、家庭医生团队等，主要工作包括防疫政策宣传、家庭医生签约、重点人员服务，协助开展疫情处置工作。现阶段，我们最大限度地发挥基层服务能力，对接医疗资源，开展"五到家"服务。

一是送医到家。禹庙村每个微网格都有一个由微网格员、家庭医生组建的3~4人服务团队，开展双向联系、在线问诊、上门服务。开通了"村—街道—村"三级诊疗绿色通道。具体来说，村卫生站配备抗原检测试剂、退烧药等物资，街道社区卫生服务中心发热门诊就近提供诊疗服务，区中医院为我村重症人群提供对口服务。

二是温暖到家。我们对老幼病残孕等重点人群底数持续更新，建立春节返乡人员台账。除此之外，还组织微网格员和家庭医生对重点人员"一对一"包保联系，每周联系不少于2次，同时开展"敲门送温暖"行动，发放中药汤剂6 000余袋。

三是预防到家。我们村设置了流动接种点，为行动不便的人群提供便民接种服务，村里60~79岁老人加强针接种率达到了95%，80岁以上老年人加强针接种率现在已经达到了90%以上。

四是互助到家。我们开展"药品互助帮帮团"活动，设置爱心药品分享箱，倡导村民共享药物，把家里多余的药物都拿出来，放进去按需取用，放入整盒退烧药，需要的人拿几颗或者拿一板，大家相互帮忙。在这一过程中，村民素养也提高了。

五是宣传到家。我们通过宣传栏、微信公众号、村村通广播等载体，开展科学用药、居家康复等防疫知识宣传，重点是依托邻里微信群，邀请家庭医生进群科普、咨询答疑。线下对老年人实施上门宣传,发放宣传资料,提高个人健康意识。谢谢!

凤凰卫视记者: 我们了解到,有些农村地区的老年人防护意识比较薄弱,像戴口罩、保持社交距离等方面没有更好地落实。请问,有关部门在加强农村老年人保护意识和卫生习惯等方面,如何利用科普等形式来做好宣传呢?尤其是结合马上要来到的春节,在针对疫情防控的科普方面有哪些工作可以开展?谢谢!

吴浩: 谢谢你的提问,这个问题非常好。我国的农村地区因为本身医疗资源就相对薄弱,而且农村老年人一般掌握新冠病毒的个人防护知识也相对薄弱,特别是有一些合并了基础病,有可能没有得到很好的控制,这些人群都是存在着极大的风险。随着春节的临近,我们的务工、经商人员都可能返乡,这时候有可能会把一些疫情风险带到边远农村。在这个时候,我们更加强调在农村乡镇负起属地的责任,发挥村(居)委会的作用,提前未雨绸缪地做好知识宣传,比如张贴宣传画、走访、发放知晓卡等。同时把返乡务工和经商人员也充分利用好,因为他们在城市接触了很多新冠知识的教育,把他们组织起来,作为志愿者,充分发挥邻里、乡里之间的关系,传递相关的科学知识。

还有一个重要的途径,就是通过"小手拉大手",把知识技能传递给千家万户。我们要发挥农村地区中小学学生的作用,通过老师对他们进行科普,让他们成为科普的宣传员。我们知道,习惯非一日养成,但是在农村地区还有尊老爱幼,老年人可能不愿意听从我们的劝导,但是孩子的话是比较能听进去的,所以这是很重要的工作。当然,也可以通过我们在过节的时候录制一些拜年的视频,发放年画、年历、折页,利用喜闻乐见的比如快板书、相声、大戏台等等,营造节日气氛,形成健康科普的环境。

我们也知道,新冠病毒主要经呼吸道传播,冬季也是呼吸道包括流感传染的高发季节,所以三年来,因为疫情原因,大家可能相聚也不容易,在春节这个时间,大家可能会走亲访友、围炉茶话、一叙亲情、以解相思,所以我们特别要提醒:一定要做好手卫生,尽量减少在室内聚集的时长,通风和戴口罩可以有效地避免感染。同时,聚在一起也不容易,也不要熬夜,熬夜会降低抵抗力。

老年人的抵抗力相对更弱,良好的营养可以增加身体抵抗力,要加强营养,特别是增加肉、蛋、奶等蛋白质的摄入,对提高免疫力也是很好的措施。

我们一是要防止重症,二是要早期识别重症,所以我们要提示村(居)干部和所在的基层卫生机构电话一定要 24 小时畅通,要熟悉和掌握就诊流程,介绍相关感染症状、可能出现的并发症和重症风险苗头、倾向性症状,比如说存在药物治疗已经过了 3 天以后仍然还大于38.5℃,也比如我们可以数一下呼吸,当我们呼吸超过 20 次 /min,你就可能要转诊。刚才也说到,血氧饱和度如果小于 93 就要及时转诊。还要特别提醒,也是我们的一个宣传重点,要更多关注新冠患者的发热。但是新冠感染对于部分的老年人来说可能更加复杂,特别是有基础病的,他有可能得病以后并不发热,这些老人如果精神状态不佳、饮食差,就要及时给予体温监测,如果小于 35℃,就要及时转诊。我们要做成提示"明白卡",尽量传递出去,你我携手,共建健康农村。谢谢!

中央广播电视总台 CGTN 记者:随着春运期间人员流动加大,返乡人员增多,农村地区可能会迎来感染高峰。在短时间内面临感染人员增加,且医疗资源比较薄弱的情况下,农村地区应该如何应对?如何加强防护,降低人员聚集带来的疫情进一步传播风险?谢谢。

毛德智：谢谢您的提问，您的问题也是目前大家都十分关心关注的。春节临近，为了科学有效做好农村地区的疫情防控，最大限度地保护农村群众的身体健康和生命安全，前期国务院联防联控机制综合组已经专门印发了通知，指导各地加强农村地区的疫情防控，提升医疗卫生健康服务水平。在农村地区医疗资源比较薄弱的情况下，要有效应对疫情传播，还要充分发挥各级组织作用，特别是要发挥农村基层组织作用。为此，近期中央农办、农业农村部、国家乡村振兴局会同中组部、共青团中央、全国妇联、国务院联防联控机制综合组、民政部，联合印发了通知，对充分发挥农村基层组织作用，加强农村地区疫情防控作出了部署。

农村地区疫情防控离不开广大农民群众的参与。近日，中央农办和农业农村部、国家乡村振兴局牵头成立了农村地区疫情防控工作专班，发出了《致广大农民朋友的倡议书》，倡导大家加强个人防护。这里，我再给广大父老乡亲、农民朋友提个醒儿。

首先，要随时关注自己的健康状况。出现感染症状时，要及时到村卫生室、乡镇卫生院就医或者咨询。特别提醒大家，如果出现症状比较重，或有高烧等情况，个人感觉比较难受时，千万不要硬扛，一定要及时就医。另外，还要及时了解疫情防控的相关规定，保持良好心态，不恐慌、不焦虑，也不信谣、不传谣，更不要盲目用药，就医之后对症治疗。

二是返乡人员在返乡路途中一定要做好个人防护。回乡后，尽量少聚集、少聚餐。特别是农村的老人、小孩，是我们时时牵挂、最放心不下的。返乡人员回去后，刚开始几天跟老人孩子接触时，一定要戴好口罩，同时要勤洗手。如果自己感觉有症状，就赶紧居家，千万要保护好老人、孩子等重点弱势、身体素质相对差一点的人群。

三是要保持良好的卫生习惯。坚持戴口罩、勤洗手、常消毒，规律生活、充足睡眠，同时要多喝水，多吃蔬菜水果，家里面也要经常通风换气，特别是北方地区的农村，南方农村大部分的房子本身就是开放式较多，还要定期做好家里的清洁卫生。

四是红白事尽量简办。一些红事喜事等聚餐活动尽量简办,减少人员聚集。当有必要的活动举办时,还要适当控制规模。疫情比较严重时,要按照当地疫情防控的规定和要求,减少聚集性活动,避免疫情过快传播。

五是广大父老乡亲、农民朋友在做好自身个人防护的基础上,还要积极参与村里的防疫工作,尽最大努力把基层的防疫网络建好建强。在有需要的情况下,如果有富余的药品或者有医疗物资,也可以及时向邻里乡亲们提供帮助。特别是在一些偏远地区,如果有些乡亲邻里有发热症状时,你有富余的药品,特别是退烧药,请及时分享一下,这也是中国人民的传统美德。谢谢!

健康报记者: 农村地区人口数量多,医疗资源相对不足,这是个不争的事实,尤其是在近期,许多乡镇卫生院和村卫生室都在普遍反映药品短缺、问诊量激增的问题,面对这些问题,我们应该如何妥善解决? 谢谢。

聂春雷: 谢谢这位记者的提问。缺药的问题可能是近期老百姓比较关注的,特别是农村地区一直是疫情防控的重点,也是薄弱环节。国务院联防联控机制对农村地区的疫情防控高度重视,做了大量的部署安排。我们也关注到媒体反映的一些农村地区存在药品等医疗物资短缺的问题。原因一是一些个别药品产能不足,供不应求,一些地方由于前期储备不充分,疫情高峰一来,药品一时供不上;二是供需双方信息不太通畅;三是因为物流原因,一些采购的药品不能及时配送到位,造成药品短缺。

针对药品短缺问题,国家也采取了一系列举措。一是国务院联防联控机制物资保障组建立了日调度制度,坚持全国一盘棋,每天统筹调度药品和其他重点医疗物资。根据疫情的发展,现阶段优先保障农村地区特别是农村的医疗机构要有药用。对一些短缺的药品,产能不足的,积极协调扩大产能。相关部门制定了很多政策,支持有关企业扩大产能,调动企业的积极性,加班加点生产相关药品。

二是加强供需对接。因为农村地区点多面广、供应链长,供需对接如果不通畅,基层反映的问题可能不能及时反馈上来。如果让农村的医疗机构直接上网络平台买药,有的网络平台可能没有,有的买了也因为物流各方面的原因,配送不下去。所以我们鼓励地方政府集中采购。昨天我们了解到,山西省对有些药品,省里统一采购,直接配送到乡村,加快药品配送。供需对接非常必要,各地要通过物资保障组,加强供需对接,及时解决药品短缺问题。

三是坚持中西医结合,合理选用西药、中成药和中医药汤剂。近期我们下发了在城乡基层充分应用中药汤剂的通知,鼓励地方特别是农村地区,发挥农村地区特色,充分利用中药,缓解药品不足的问题,减轻基层就医压力。

国家卫生健康委也组织开展了乡镇卫生院和社区卫生服务中心运行情况"日监测、日报告、日调度"制度,对医疗物资的短缺,特别是药品的短缺,我们及时采取措施,推动地方解决。从目前监测的情况看,前期短缺的问题还是比较突出,但是近期随着各地疫情的发展和药品产能的增长,还有物资保障组的协调调度和物流的顺畅,以及地方政府加强组织,药品短缺的问题正在逐步好转。谢谢!

香港中评社记者:农村地区有不少空巢老人,如果他们出现意外情况,如何能在第一时间满足他们的紧急就医需求?谢谢。

袁友明:谢谢您的提问。在当前农村地区疫情防控形势下,我院充分发挥医疗卫生服务"网底"作用,湘潭市雨湖区正在推行"基层扁平化治理",以300户左右为一个区块,全区共设置326名区块治理员,2 800余名干部全部下沉区块分片包干、包户到人,我院家庭医生服务团队积极参与。目前,我们对村卫生室实行一体化管理,将村医纳入到家庭医生服务团队中,共同加强重点人群分类管理。通过摸排,发现长城乡服务人口 57 646 人,60 岁以上的老年人 7 327 人,其中重点人群 692 人,次重点人群 559 人。一方面,结合邻里帮扶机制,我们对空巢老人坚持定期探视、每日沟通。另一方面,居民有任何需求,也可随时可以与对应的区块治理员联系,如发现空巢老人出现意外,第一时间就可以通知到家庭医生,经初步评估后,能在基层救治的就直接转到卫生院治疗;如果基层救治能力有限,就及时联系医联体上级医院进行转诊救治。咱们长城乡有个叫犁头村的,有一位空巢老人陈奶奶,患有冠心病、骨关节炎以及中度贫血,老伴已经去世了,儿子患有重性精神疾病长期住院治疗,她的女儿出嫁在外地,就在 12 月底的一天,陈奶奶感觉自己头晕、胸闷、气促,随即就联系了犁头村的家庭医生,咱们的家庭医生及时赶到老人家中,初步评估后联系了卫生院,由救护车转运至卫生院进行治疗,目前这个老人已病情好转出院了。谢谢!

封面新闻记者:按照相关文件要求,有条件的农村地区要尽快对重点人群发放健康包、爱心包,请问这一工作进展情况如何?谢谢。

蔡小雪:谢谢这位媒体记者对农村地区的关心。我们禹庙村是成都市近郊乡村,和城区人员往来很多。12 月中旬以来,身边村民陆续出现发热、咳嗽等症状,药店门诊开始排队,村委会紧急动员,协调各方资源,为村民提供帮助。成都市马上开始布置对边远山村和城市 60 岁以上老年人发放健康爱心包,我们对全村 1 008 名 60 岁老年人发放了健康爱心包,每个健康爱心包配备了 3 天用量的退烧药,1 盒中成药、10 只口罩、1 瓶洗手消毒液、2 份抗原检测试剂、1 份防疫健康提示和家庭医生的联系方式。村委会和家庭医生加班加点分装药物,我们用了两天时间完成了爱心健康包的准备和发放。同时,在发放的过程中,按照成都市统一培训要求,指导老年人加强科学防疫、合理用药。我们之所以能够在短时间内实现健康爱心包的发放,主要是依托全市"微网实格"基层治理机制,每个微网格服务 30~100 户居民,具体到我们禹庙村有 32 个微网格,村党委书记为总网格长、村"两委"成员为一般网格长,村民小组长、党员骨干为微网格长。这些微网格长长期和村民在一起,熟悉村民的情况和需求,所以能应发尽发、快速补发。谢谢!

北京日报记者:"保健康、防重症"是我国目前疫情防控的工作重心,提高基层医务人员的治疗能力十分重要,在抗病毒药物的使用和指导方面,该如何进行针对性的提高? 怎样加强基层医疗机构的医疗救治能力? 谢谢。

吴浩:谢谢你的提问,你的问题特别重要。刚才聂春雷司长也讲了,目前基层首诊门诊量达到了 60%,如何确保他们的诊疗质量,关乎着我们"保健康、防重症"的第一道关口。

第一,要组织大家学好用好《新型冠状病毒感染诊疗方案(试行第十版)》,加强对基层医务人员培训。三年疫情,基层医务工作者日夜奋战,前期主要"以防为主",现在他们迅速转化角色"以治为主","治"的时候就要注意质量,尤其要注意对新冠症状的诊断,包括居家治疗、合理用药,还有中医药的治疗,特别是早期重症的识别以及转诊的路径,都要加强学习和掌握,学以致用。国家卫生健康委也正在委托中华医学会制定基层诊疗与服务指南,近期应该就会发布,下一步将组织基层医务人员加强这一块的培训,提升能力。

第二,要充分发挥县域医共体、远程医疗的作用。加强牵头医院下沉带教和结对帮扶力度,特别是对乡镇卫生院、社区卫生服务中心设置有病房的,可以做一些重点带教。在规范诊疗和抗病毒药物使用等方面,因为在前期的时候,我们的定点医院经验比较多,要安排经验丰富的医师对基层医务人员进行具体指导,临床上只有看过病的,他的经验才能丰富,基层医务人员才能将国家配备的仪器设备熟练掌握和使用好。

第三,要发挥村医乡医人熟地熟优势。全面动态掌握居民健康,对重点人群做到"早发现、早处置",实现非药物治疗,比如氧疗、营养支持、补液等治疗和指导。另外是抗病毒药物的早期使用,天下没有特效药,我们知道抗病毒是没有什么特效药的,但是早期发现和使用一些抗病毒药物是有用的。药品用得合理、用得对路,就是好药,用不对路就是另外一回事了,所以要加强合理指征用药和早期的识别,早期要使用小分子抗病毒药物。同时,要特别关注基础疾病的诊疗,我们都知道,基础疾病如果不稳定,也是新冠高风险的重症因素,所以不仅要关注新冠感染,还要关注基础疾病的治疗,使治疗能够达到比较好的效果,以满足群众对医疗的更好需求。

第四,我国地域辽阔,特别是农村地区,一些村乡医掌握了一些很好的中医药使用办法,中医更讲究辨证施治,不同地域、不同人群,中医用药的方式方法都有一些差异,所以我们鼓励因地制宜地充分利用当地优势的中医药资源去治疗和支持,改善新冠病症。还有,我们也要尽快按照国家要求,动态储备相关药物,不打无准备之仗,一旦到了疫情高峰期,不至于慌乱。谢谢!

主持人:时间关系,最后一个问题。

每日经济新闻记者:当前,农村地区面临一手抓防疫、一手保供给的重要任务。请问在当前,如何在防控疫情大面积扩散的同时,保障农产品供给不受影响,能否介绍一下相关的情况和举措? 谢谢。

毛德智： 谢谢您的提问。人民至上、生命至上，民以食为天，农村地区的疫情防控和农业稳产保供必须两手抓、两手都要硬，这也是这几年来我们各级党委农办、农业农村部门、乡村振兴部门时刻牢记职责使命，毫不放松地坚持抓好抓实的。针对刚才您说的这种情况，农业农村部也是高度重视，我们早部署、早准备、早安排，近期专门召开了全国电视电话会议，对于农业生产稳产保供、农村地区疫情防控，作出了具体部署，特别是对节日期间全国肉蛋奶等"菜篮子"产品的生产供应，作出了安排和部署。

近期，我们重点抓了三个方面：一是抓好生产。抓紧南菜北运基地和北方设施蔬菜生产，合理安排品种结构和种植规模，因地制宜地发展一些速生菜、芽苗菜。同时抓好畜禽水产养殖，不同地区及时调剂余缺，保证市场供应。二是顺畅流通。优化通行保障措施，畅通"菜篮子"产品以及农资农机等重要物资的运输通道，严格落实鲜活农产品运输"绿色通道"政策，保证"菜篮子"产品运输车辆便捷通行。积极推进产区和销区对接。三是压实责任。首先是落实好"菜篮子"市长负责制，加强监测预警，合理引导市场预期。健全应急保供体系，分级制定应对措施，确保一旦出现特殊情况能够及时启动应急机制，保证供给充足。在这个基础上，我们还特别加强农产品质量安全监管，保证大家既要吃得上、吃得好，还要吃得放心、吃得安全。

在做好这三个方面工作的同时，农村地区疫情防控工作专班近期还派出了29个调研督导组，主要是调研督导各地农村地区疫情防控情况和农业稳产保供的情况。从调研情况来看，各地在抓农村疫情防控和稳产保供方面，都采取了统筹措施，有一系列的具体安排。从全国面上的情况来看，目前生猪、蔬菜等重点"菜篮子"产品生产和上市流通基本正常，冬小麦、油菜处于越冬期，农业稳产保供是有保障的。同时，我们也指导和动员基层及早做好预案，一旦疫情比较严重的时候，我们将通过组织动员农业社会化服务组织，以及新型农业经营主体、农民合作社等，为农民群众开展代耕代种、代养代管、施肥打药等托管服务，引导基层农民群众邻里之间开展相互帮助等措施，确保不误农时，抓好农业生产。

下一步，农业农村部还将会同有关部门细化应急保供工作预案，提早谋划做好农药、肥料等农资需求调度，确保春耕备耕有序进行。谢谢！

主持人：谢谢。今天的发布会，几位嘉宾为我们介绍了农村地区疫情防控的有关情况。明天，新冠病毒感染将正式实施"乙类乙管"，为了规范指导各地做好"乙类乙管"以后的疫情防控和医疗救治工作，国务院联防联控机制也专门印发了第十版防控方案和诊疗方案，我们将继续做好解读。

明天，我们继续召开新闻发布会，解读相关方案，欢迎大家继续关注。今天的发布会到此结束，谢谢大家！

国务院联防联控机制就第十版防控方案
有关情况举行发布会
（第 207 场）

一、基本情况

时　间	2023 年 1 月 8 日
主　题	介绍第十版防控方案有关情况
发布人	国家疾病预防控制局传防司司长　雷正龙
	国家疾病预防控制局监测预警司司长　杨峰
	中国疾病预防控制中心免疫规划首席专家　王华庆
	中国疾病预防控制中心传防处研究员　常昭瑞
	中国疾病预防控制中心病毒病所研究员　陈操
主持人	国家卫生健康委新闻发言人、宣传司副司长　米锋

二、现场实录

主持人：各位媒体朋友，大家下午好！欢迎参加国务院联防联控机制举办的新闻发布会。

今天起，我国对新冠病毒感染正式实施"乙类乙管"。工作重心从"防感染"转到"保健康、防重症"，从风险地区和人员管控转到健康服务与管理。

要结合本地实际，细化实施方案，强化疫苗接种，加强药物和医疗资源储备，做好分级分类诊疗，强化疫情监测，加强重点机构、重点场所防护，制定相关预案,强化培训指导,推动各项措施落地见效,确保平稳有序实现转段。

要"关口前移",全链条、全要素、全力以赴做好救治患者;加强重点人群健康保障,做好健康指导、健康监测和医疗服务;加强农村地区防控,减少疫情传播扩散风险,努力实现压峰错时;有针对性提高老年等重点人群疫苗接种覆盖率。

实施"乙类乙管",不是放开不管,而是强调更加科学、精准、高效做好疫情防控,更好统筹疫情防控与经济社会发展。

为指导各地做好疫情防控和医疗救治,根据"乙类乙管"及防控措施优化调整相关要求,国务院联防联控机制及相关部门发布了第十版防控方案和第十版诊疗方案。

今天发布会的主题就是:第十版防控方案有关情况。

我们请来了:国家疾病预防控制局传防司司长雷正龙先生;国家疾病预防控制局监测预警司司长杨峰先生;中国疾病预防控制中心免疫规划首席专家王华庆先生;中国疾病预防控制中心传防处研究员常昭瑞女士;中国疾病预防控制中心病毒病所研究员陈操先生,请他们共同回答大家的提问。下面,请各位记者朋友举手提问,提问前请先通报所在的新闻机构。

南方都市报记者: 今天是新冠病毒实施"乙类乙管"第一天,昨天也发布了第十版防控方案。我想请问更新出台第十版防控方案的主要考虑是什么? 在其中做了哪些调整? 谢谢。

雷正龙: 谢谢您的提问。国务院联防联控机制综合组印发了《关于对新型冠状病毒感染实施"乙类乙管"的总体方案》,自 2023 年 1 月 8 日起对新型冠状病毒感染实施"乙类乙管"。我们依据《中华人民共和国传染病防治法》有关规定,并根据现阶段疫情防控形势,制定了《新型冠状病毒感染防控方案(第十版)》。第十版防控方案继续强调做好个人防护,养成良好卫生习惯,加强疫苗接种,加强重点场所、重点人群、重点机构及农村地区的疫情防控工作。同时,进行了几个主要方面的调整:一是更新了疾病名称。将"新型冠状病毒肺炎"更名为"新型冠状病毒感染";二是加强监测预警。常态化情况下,主要开展病毒变异监测、个案报告、哨点医院监测、不明原因肺炎监测、城市污水监测等。应急情况下,增加核酸和抗原检测监测、发热门诊监测、重点机构监测等;三是调整检测策略。不再开展全员核酸筛查,社区居民根据需要"愿检尽检"。对养老机构、社会福利机构等重点机构工作人员和被照护人员,在疫情流行期间要定期开展抗原或者核酸检测。社区重症高风险人员出现相关症状后开展抗原或核酸检测等;四是调整传染源管理。新型冠状病毒感染者不再实施隔离措施,实施分级分类收治;不再判定密切接触者,不再划定高低风险区;五是流行期间可以采取紧急防控措施。也就是说在常态化情况下,一般不需要采取紧急防控措施;在疫情暴发流行期间,结合病毒变异的情况,疫情流行的强度、医疗资源的负荷和社会运行情况等进行综合评估,可以根据人群感染率和医疗资源紧张程度等,适时、依法采取临时性防控措施,目的就是减少人员聚集,降低人员流动,减少发病率,减轻感染者短期内剧增对社会运行和医疗资源等的冲击,有效地统筹疫情防控和经济社会发展。谢谢!

中央广播电视总台央广记者:刚才您提到了未来我们会是"愿检尽检",但是会在社区保留一定数量的便民检测点,请问这个检测点和人口比例会不会有具体的要求?谢谢。

常昭瑞:感谢您的提问。2023年1月8日起,对新型冠状病毒感染实施"乙类乙管",依据传染病防治法,检测策略调整为"愿检尽检",不再开展全员核酸筛查。为满足群众检测的需求，各地要对不同群体分类采取抗原和核酸检测的策略，科学合理地做好检测各项准备工作。一方面，要求社区要保留足够的便民检测点，保证居民"愿检尽检"的需求。各地要基于人口基数、疫情发展形势和居民检测意愿等因素，合理设置社区检测点，满足居民检测需求。另一方面，倡导有新冠病毒感染相关症状的群众自行开展抗原检测，零售药店以及药品网络销售电商等要供应充足的抗原检测试剂，保障可及性，满足群众检测的需求。同时，要做好抗原检测相关知识的宣传，帮助群众掌握抗原检测的基本流程，确保检测的规范。谢谢！

健康报记者：我们知道，新冠病毒还在不断变异，第十版防控方案也提出了动态监测病毒变异的情况。请问，有哪些具体手段能保证我们第一时间能够监测到病毒的变异？谢谢。

杨峰：谢谢你的提问，这个问题我想大家都很关心。疫情防控进入新阶段以来，疾控部门进一步完善新冠病毒变异监测的工作方案，在原有工作的基础上，加强了入境人员、就诊患者、重点场所和重点人群的采样送检和测序比对工作。在输入病例监测方面，加强与海关的密切合作。在本土病例监测方面，每个省选择部分城市和医院作为监测哨点，对门诊病例、重症和死亡病例开展一定数量的新冠病毒感染病例的采样和序列测定，实施动态监测新冠病毒变异的趋势，及时捕获新的变异株，并且评估其生物学特性的变化，为疫情研判、检测试剂、疫苗和药物的研发及评价等提供科学基础。谢谢！

新华社记者：实施"乙类乙管"之后，疫苗仍是一项重要措施，请问第十版防控方案对疫苗接种作出了哪些重点工作要求？接下来哪些人是重点接种的人群？谢谢。

王华庆：谢谢这位记者的提问。第十版防控方案当中，对预防接种提出了一些具体明确的规定，因为我们都知道，预防传染病，接种疫苗还是最有效的措施，也是优先选择的一项措施。在方案当中，关于预防接种主要涉及三个方面的内容：

第一，进一步强调坚持"知情、同意、自愿"的原则，对于 3 岁以上的适龄人群，如果没有禁忌证，还是鼓励要接种疫苗。另外，倡导公众特别是老年人要全程接种疫苗，符合条件的要完成加强免疫。

第二，对符合条件的 18 岁及以上的人群要完成 1 剂次的加强免疫。在加强免疫过程中，也特别强调，不管是选择序贯免疫还是选择同源免疫，不能同时进行，只能选择一项。

第三，进一步强调了对感染高风险的人群，还有 60 岁以上老年人，有严重基础性疾病的人群，还有免疫缺陷的人群，这些都是感染之后容易引发重症的人群，提出了第二剂次加强免疫的建议。第二剂次免疫跟第一剂次加强免疫要间隔 6 个月以上。我们希望通过对这些高风险人群，老年人群、有基础性疾病人群的第二剂次加强免疫，来提高对他们的保护水平，关键是要提高全程接种率和加强免疫接种率。

当然，有一些情况也会发生变化，在这个方案当中也提到，后续根据疫苗研发的进展和临床试验的结果，进一步完善免疫策略。另外，方案当中也提到，将 65 岁以上的老年人作为重点人群，基层要对他们进行摸底，一个是了解基础性疾病的情况，另外是了解疫苗接种的情况，然后根据摸底情况等进行风险分类，有重点地推进这些人群的疫苗接种工作。谢谢！

中央广播电视总台央视记者：刚才雷正龙司长着重介绍了第十版防控方案，里面提出可以采取紧急防控措施，这点大家也非常关注，这样说是出于什么样的考虑？另外，地方在什么样的具体情况下可以选择采取紧急防控措施？谢谢。

雷正龙：谢谢您的提问。根据《中华人民共和国传染病防治法》有关规定，传染病在暴发、流行的时候，县级以上地方人民政府必要时报经上级人民政府同意，可以采取一些紧急疫情防控措施，并予以公告。新冠病毒感染疫情暴发、流行的时候，也可以适时、依法、选择性地采取一些紧急防控措施。我们在第十版防控方案中列出了一些，包括暂缓非必要的大型活动、暂停大型娱乐场所的营业活动；博物馆、艺术馆等室内公共场所采取适量的限流措施；严格管理养老机构、社会福利机构等脆弱人群集中的场所；实行错时错峰上下班、弹性工作制，或者采取居家办公等措施；还有教育机构采取临时性线上教学等。一旦疫情得到缓解，当地政府应该及时宣布紧急防控措施的解除。谢谢！

中国日报记者：近期有报道新冠病毒奥密克戎变异株 XBB 在有些国家已经成为优势毒株，在我国也检测到了该毒株。请问 XBB 截至目前所表现出来的特点有什么？致病力和毒性有变强吗？

陈操：感谢你的提问。新冠病毒变异株监测也是我们大家非常关注的一个问题。事实上，从新冠病毒感染疫情以来，我们国家就一直开展着新冠病毒的监测工作。从全球的角度看，XBB 系列变异株主要是在美国、印度、马来西亚和新加坡等国家流行。近期，XBB 在流行过程中也产生了一个新的子代亚分支 XBB.1.5，这个进化分支在美国目前感染新冠病毒的患者当中比例是比较多的，而且呈现一种增长的趋势。美国疾病预防控制中心也监测到了，预测在未来几周之内，XBB.1.5 有可能会取代当前美国流行的 BQ.1 和 BQ.1.1 的流行优势，成为美国的优势流行株。截至 2023 年 1 月 7 日，全球已经在 35 个国家和地区监测到了 XBB.1.5。我国监测数据显示，从 2022 年 8 月 1 日到现在，我国共监测到 16 例

XBB 本土关联病例，都是 XBB.1 进化分支。

从多项研究结果来看，XBB 的进化分支较最开始发现的原始株以及之前的关切变异株，像德尔塔变异株和奥密克戎几个早期发现的进化分支，它的免疫逃逸能力是明显增加的，这也导致了 XBB 在美国这些国家的传播优势呈现明显增加的趋势。从现在的报道和研究来看，并没有观察到感染 XBB 系列变异株的重症和死亡病例增加，也就是说它的致病力没有明显增加。谢谢！

澎湃新闻记者：大家非常关心新冠病毒感染后疫苗接种的问题，请问感染后多长时间可以接种新冠病毒疫苗？

王华庆：谢谢这位记者的提问。其实之前我们也跟大家说过，这是现在普遍关心的问题。如果通过核酸检测和抗原检测确认了感染新冠病毒，在近期我们是不建议接种新冠病毒疫苗的。但是我们也知道，单靠感染新冠病毒产生的免疫力，多项研究显示，它弱于感染病毒加接种疫苗所产生的免疫力。所以后续有些人按照免疫程序是需要接种疫苗的。假如要接种疫苗，我们之前有个指南，指南当中规定感染时间和接种时间间隔不少于 6 个月。主要是根据之前监测和研究显示，6 个月之内感染的占比还是非常低的。涉及感染和疫苗接种的间隔，其实也是疫苗接种免疫程序的一部分，随着疫苗研究的深入，以及防控疾病的需要，我们的免疫策略也会做相应的完善和调整，包括接种间隔。谢谢！

凤凰卫视记者：我们观察到第十版方案在监测预警方面是增加了城市污水监测的有关要求。而中国香港地区的做法是对居民楼的污水进行监测，来确定流行的区域。请问这两者有什么区别呢？为什么我们采取监测城市污水的办法？谢谢。

杨峰： 谢谢你的提问。对居民楼的污水进行新冠病毒监测，可以更好地发挥对所在的居民楼监测预警的作用，中国香港通过社区污水监测，及时发现可能存在感染者的区域，再进一步追踪发现阳性感染者，进而采取相应的控制措施，主要是应用于疫情早期尚未出现大范围流行的时候。在污水处理厂开展新冠病毒的监测，可以评估更大辖区范围内人群的新冠病毒感染的趋势变化，适用于更长时间和更大范围的监测。在社区布设监测点和污水处理厂布设监测点，两者监测的目的各有侧重。现阶段，我国内地新冠病毒感染仍处于流行阶段，所以我们在全国有条件的城市开展污水监测工作，以评估新冠病毒感染疫情流行强度、变化趋势等情况，为疫情研判和防控工作提供科学依据。谢谢！

中央广播电视总台 CGTN 记者： 请问实施"乙类乙管"后，随着出入境管理政策的变化，公众担心奥密克戎变异株 XBB 会很快在中国传播。关于这一点，我们从专业角度的预判是什么？XBB 是否会成为国内的主要流行株？我们应该如何更好地面对可能的传播风险？谢谢。

陈操： 感谢您的提问。事实上，XBB 系列子代变异株已经在很多国家出现了，尤其是在美国，感染患者的占比明显增加。随着 XBB 的全球流行来看，这个进化分支输入我国，并且引起关联病例的风险也是明显增加的。我们的监测数据也显示，2022 年 8 月 1 日至 2022 年 12 月 31 日，我国已经监测到了一些 XBB 的输入病例，同期我们也监测到了 16 例 XBB 的本土病例，从分布上来看，这些病例都集中在 2022 年的 10 月份，而在 2022 年 11 月份和 12 月份的时候，本土病例的比例是非常低的。从这个趋势来看，XBB 没有在我国造成传播的优势。

其实，我国的人群对奥密克戎无论是 BA.5.2 还是 BF.7，还是 XBB 系列的变异株，普遍都是易感的。从本轮疫情初期的时候，BA.5.2 和 BF.7 实际上在很多省份已经存在本土感染病例,这也导致了后续全国流行的 BA.5.2 和 BF.7 占据了绝对优势。近期,像大部分人感染了这两个毒株 BA.5.2 和 BF.7 以后,在短期内会产生针对 XBB 系列变异株交叉保护的抗体,短期内对 XBB 的系列变异株有一定的保护作用,个别人可能保护作用会持续 6 个月左右。所以,现阶段 XBB 不会造成本土大规模流行。

还有,随着新冠病毒新变异株的发现,世界卫生组织已经要求各国加强和采取一些防范风险的措施,另外也让各国加强新冠变异株监测力度,及时发出预警信息。我国也进一步加强了新冠变异株监测工作,尤其是持续性地研判 XBB 全球流行的态势,以及它输入我国的风险。对国际上流行 XBB 系列变异株的国家新出现变异株流行态势、新变异株的传播力、致病力和免疫逃逸能力开展动态的监测,通过这种监测能够防范和研判这些变异株输入我们国家的风险,我国也针对性地建立应对流行的预案。在这里,我想提醒广大公众,尤其是近期从 XBB 流行国家入境的人员,一定要做好个人健康监测和个人防护,如果身体有不舒服的,一定要及时开展新冠病毒核酸检测和抗原检测,必要的话,一定要进行就诊,为自己健康负责,为他人健康着想。谢谢!

香港经济导报记者: 冬春季是呼吸道传染病流行的季节,老年人除了接种新冠病毒疫苗外还应该接种哪些疫苗来尽可能预防呼吸道传染病?谢谢。

王华庆: 谢谢这位记者的提问。到了冬季之后,人员容易聚集,通风也会受限,这种情况下,呼吸道传染病会出现增多的趋势。对于老年人来说,除了感染新冠病毒会导致一些重症以外,一些有疫苗可预防的疾病,包括流感病毒、肺炎球菌等引起的相关疾病,对于老年人来说也会导致重症出现的情况。因为老年人一方面自身免疫力在减弱,另一方面老年人大多数有慢性基础性疾病，如果他们感染了流感和肺炎球菌，感染的疾病在这些人群当中会出现重症的情况。另外也有研究显示，他们感染了之后，会导致原有的基础性疾病，像哮喘、慢阻肺、心脏病和糖尿病等进一步加重。所以，在这样的情况下，我们建议符合疫苗接种条件的老年人群，除了接种新冠病毒疫苗以外，也要接种流感疫苗、肺炎球菌疫苗，使得他们得到更好的保护。谢谢！

东方卫视记者：春运期间，人员流动增加，请问公众在乘坐飞机、火车等交通工具的时候应该注意些什么？在出发前后和在途中要采取哪些自我防护的措施？谢谢！

常昭瑞：感谢你的提问。春节是我国的传统节日，探亲访友以及旅行增多，出现的问题也是当前公众关注的问题。关于出行的原则，要合理安排出行，倡导公众避免前往疫情高流行地区探亲旅游，也倡导一些高流行地区的人员尽量减少出行，居家治疗的新冠病毒感染者非必要不外出探亲，出现发热、干咳、乏力、咽痛等症状的人员在未排除感染风险之前避免乘坐公共交通工具，不前往人群聚集场所。自感有较高感染风险的人员，应在排除风险之后再出行。

如果要出行，出行前一定要科学规划，提前做好攻略，第一是了解目的地的疫情情况，尽量错峰出行，避免前往人群聚集场所，降低感染风险。第二是要备足口罩、手消和消毒纸巾等防护用品，以及体温计、抗原检测试剂盒、解热镇痛等常用药品，同时也要关注气候变化，备足保暖衣物，防止着凉。

在出行途中，要做好自我防护，第一是在环境密闭、人员密集的场所，比如候机候车时，乘坐飞机、火车以及地铁、公交等公共交通工具时，要全程规范佩戴口罩。第二是在公共场所要保持合理的社交距离，减少近距离与他人接触。第三是要做好个人卫生，尤其是随时要关注手卫生，避免接触公共物品。咳嗽或者打喷嚏的时候，要用纸巾或者肘部遮挡，将用过的纸巾及时丢往垃圾桶。如果接触到呼吸道分泌物的时候，要及时洗手或者进行手消毒，在外或者乘坐公共交通工具的时候，要尽量减少用餐次数，尽量错峰就餐。尽量不去人群密集、空气不流通的场所。当到景区等公共场所的时候，要遵守限量预约错峰的要求。

返乡或者返程后，要密切关注自身及家人的身体健康状况，如果出现发热、干咳、乏力、咽痛等症状的时候，要及时进行抗原检测或者视情况进行就医，返乡初期的时候，做好症状监测的同时，尽量减少与家里老人尤其是合并有严重基础性疾病的家人接触，接触时要规范佩戴好口罩。谢谢！

中央广播电视总台财经节目中心记者：当前已经有很多人感染过新冠病毒了，春节假期马上就要到来了，公众是否可以像疫情前一样聚会聚餐？聚集性活动又应该注意些什么？谢谢！

雷正龙：谢谢您的提问。专家研判认为，全国有部分地方疫情流行的高峰期与春运、春节假期部分重合，春节期间人员流动大、聚集性活动多，特别是室内活动增多，将进一步加大疫情传播的风险，也增加我们在春节期间疫情防控的难度和复杂性。所以，为确保广大群众度过一个健康、平安、祥和的春节，一是倡导群众避免去疫情高流行地区探亲、旅游，倡导疫情高流行地区的群众减少出行，老年人以及有严重基础疾病的人，应该尽量避免出行。二是尽量不要举办大规模的家庭聚集性活动，减少亲朋聚餐聚会的规模、人数，缩短聚会时间，加强自我防护。三是根据疫情情况，尽量不举办大规模的庙会、大型室内文艺演出、展销会等活动，减少农村集市的规模和频次，落实通风、消毒等防控措施。此外，各地应该根据当地疫情形势和实际情况,及时发布疫情预警信息和出行安全提示,指导群众合理地安排出行计划。同时,也请广大群众关注当地春节期间的疫情防控要求,自觉落实疫情防控措施。谢谢!

21 世纪经济报道记者: 公众有一个方面的担心,如果 XBB 毒株在国内开始传播,是否会引发第二轮的新冠病毒感染? 谢谢。

陈操: 感谢你的提问。XBB 最近非常受到关注,近期的研究显示,XBB其中一个进化分支是 XBB.1.5,它有较强的免疫逃逸能力,尤其是在美国现在新冠感染者的比例也是非常高的。从美国疾病预防控制中心近期的数据来看,XBB 流行期间,它的新冠病毒感染人数、重症人数,包括死亡病例数,都没有呈现明显增加的情况。所以,XBB 包括 XBB.1.5 再感染的比率还需要进一步的动态观察。

在这里,我也要提醒广大公众,大家对新冠病毒的变异既不要恐慌,也不要轻视,一定要做好自己健康的责任人,首先要戴好口罩,做好个人防护,注意手卫生,勤洗手,生活要规律,同时也不要轻信一些未经证实的网络报道,保持好个人的心态。

事实上,从我们监测和研究的数据来看,健康的成人在感染新冠病毒以后,3 到 6 个月内出现再感染的概率是比较低的。需要关注的是,再感染的一些高风险人群,比如像 65 岁以上的老人,还有基础病的患者,还有无新冠病毒疫苗接种史的人员,在感染新冠病毒 6 个月以后,可以进行新冠病毒疫苗加强针的接种。谢谢!

主持人: 谢谢,最后再提两个问题。

澳门月刊记者: 因为疫情等原因影响,有的孩子没有在规定的时间完成常规疫苗的接种,应该如何做好后续接种? 谢谢。

王华庆: 谢谢这位记者的提问。我们知道,疫苗要发挥更好的作用,一是要及时,二是要全程。确实,在疫情出现的时候,或者新冠流行期间,有些孩子没有接种疫苗,或者没有及时接种疫苗,以前我们也遇到过这样的情况,都有相关的规定,不管是免疫规划疫苗,还是非免疫规划疫苗。如果未及时接种疫苗,那么后续怎么样去补种,我们都有相应的原则和相应的方案,这些在2020年已经出台了,当地的接种单位会按照这样的方案和原则进行补种。需要明确的一点,如果延迟接种,一般来说不会影响效果,但是会出现一个什么情况呢,就是会增加感染的风险,因为没有全程或者没有打疫苗,还没有完全建立起免疫力,一旦有传染源出现时,可能会感染上疾病,会出现这样的风险。所以我们建议各地在预防接种单位恢复正常工作之后,要及时补种疫苗,哪些疫苗没有接种,哪些疫苗需要补种,我们每个家长有一个接种证,那个接种证上都有记录。按照规定哪些打了,哪些没有打,拿着接种证到接种单位后,接种医生会根据儿童的情况作出相应的安排。在这期间,也有的儿童感染了新冠病毒,只要他已经痊愈了,也没有疫苗接种的禁忌证,后续常规疫苗就可以进行接种或补种。谢谢!

红星新闻记者: 今年春节是"乙类乙管"以来的第一个春节,我们普通人为了健康过大年,有哪些需要注意的方面? 谢谢。

常昭瑞: 谢谢您的提问。疫情流行期间,健康过大年是公众关注的问题,我们从以下几个方面要加强注意:第一是要继续做好个人防护,坚持勤洗手、戴口罩、常通风、公筷制,保持社交距离、咳嗽礼仪、清洁消毒等卫生习惯,即使感染康复以后,也应该做好个人防护。第二是保持规律作息、合理膳食、适量运动、良好心态等健康生活的方式,提高自我抵抗能力。第三是尽量不举办、不参加大规模家庭聚集性活动,减少家庭亲朋聚餐聚会人数,缩短聚餐时间,也可以通过视频、电话传递祝福,尤其是避免把感染风险传递给家中的老年人。第四是符合疫苗接种条件的人群,尽快完成全程接种和加强免疫,保护自己和家人的健康。第五是要加强健康监测,密切关注自身和家人的健康状况,如果出现发热、干咳、乏力、咽痛等症状的时候,或者检测阳性的时候,要尽可能待在通风好、相对独立的房间,尽量减少与同住人员的接触,密切关注病情的进展,如果出现病情加重要及时就医。谢谢!

主持人:谢谢,今天的发布会几位嘉宾为我们介绍了第十版防控方案的有关情况,再次感谢各位。明天我们还将继续召开新闻发布会,就第十版诊疗方案有关情况回答记者的提问,欢迎大家继续关注。今天的发布会到此结束,谢谢大家!

国务院联防联控机制就第十版诊疗方案
有关情况举行发布会
（第208场）

一、基本情况

时　间	2023 年 1 月 9 日
主　题	介绍第十版诊疗方案有关情况
发布人	国家卫生健康委医疗应急司司长　郭燕红
	国家中医药管理局医政司司长　贾忠武
	北京大学第一医院感染疾病科主任　王贵强
	北京中医医院院长　刘清泉
	北京市朝阳区劲松社区卫生服务中心主任　李永锦
主持人	国家卫生健康委新闻发言人、宣传司副司长　米锋

二、现场实录

主持人：各位媒体朋友，大家下午好！欢迎参加国务院联防联控机制举办的新闻发布会。

当前，医疗救治是新冠病毒感染疫情防控工作的当务之急，做好诊疗"关口前移"和重症患者救治是重要着力点。

要推进医疗资源升级扩容，保障好设备设施和药品配备，做好人力资源配置和人员培训。摸清重点人群底数和情况，加强健康监测和早期干预。充分发挥医联体作用，畅通群众看病就医和转诊通道，保障重症风险患者能够及时发现和转运收治。坚持中西医结合,发挥中医药作用,严格按照第十版诊疗方案,科学、规范开展诊疗工作,提高治愈率,降低重症率和病亡率。

今天发布会的主题是:第十版诊疗方案有关情况。

我们请来了:国家卫生健康委医疗应急司司长郭燕红女士;国家中医药管理局医政司司长贾忠武先生;北京大学第一医院感染疾病科主任王贵强先生;北京中医医院院长刘清泉先生;北京市朝阳区劲松社区卫生服务中心主任李永锦先生,请他们共同回答记者的提问。下面请各位记者朋友举手提问,提问前请先通报所在的新闻机构。

光明日报社记者: 请问相对《新型冠状病毒肺炎诊疗方案(试行第九版)》,第十版主要作了哪些方面修改,核心的诊疗理念又是什么?谢谢。

郭燕红: 谢谢这位记者的提问。第十版诊疗方案颁布实施以后,社会各方面都高度关注。诊疗方案是指导临床医务人员对新冠病毒感染者进行诊断治疗的专业性和技术性规范,主要目的是保证临床治疗的同质化水平,保证诊疗效果。第十版诊疗方案是建立在新冠病毒感染实施"乙类乙管"的基础上,根据疫情防控优化的措施进行修订的。特别是结合了奥密克戎变异株的特点,以及临床感染者的实际临床特点,我们组织专家进行研究和论证,在《新型冠状病毒肺炎诊疗方案(试行第九版)》的基础上,对相关内容进行了修订,形成了《新型冠状病毒感染诊疗方案(试行第十版)》。第十版方案的核心理念就是对新冠病毒感染按照常规"乙类乙管"的传染病管理方式进行患者管理和救治。主要内容作了一些调整:

一是从管理上进行了调整。在收治措施方面,不再要求病例进行集中隔离治疗。根据"乙类乙管"传染病防控措施,新冠病毒感染者可以根据病情需要,一部分可以选择居家治疗,同时有一部分可以到医疗机构就诊,各级各类医疗机构都可以接诊新冠病毒感染的患者,不再像原来进行"乙类甲管"的时候,我们对感染者都要集中收治到定点医院和亚定点医院进行集中隔离治疗。二是在出院标准的变化上,我们对于需要收住院的患者,出院标准把握中不再要求对核酸进行检测。大家知道,原有的诊疗方案都是要求核酸两次检测达到阴性,第九版要求 CT 值 35 以上,由于我们实行了"乙类乙管"的措施,不再对感染者进行隔离治疗和管理。因此,在出院的把握上,临床医生可以更多考虑患者病情本身的情况。因此,第十版诊疗方案对感染者出院时的核酸结果没有再提具体的要求,而是由临床医生根据患者的疾病诊治要求,特别是他的基础病情况和临床症状等等,对其进行综合研判以后来决定是否出院。但是需要强调的是,从感染者的角度,即便是不做核酸,出院以后也要注意做好个人防护,居家观察,以不参加社会面活动为妥,所以这点上要综合把握。

另外,新版诊疗方案进一步丰富和优化了临床诊断和治疗的措施、技术手段。比如在诊断标准上,我们将新冠病毒的抗原检测阳性纳入了诊断标准。主要考虑是抗原检测对病毒载量高的感染者有非常好的检测灵敏度,特别是随着抗原检测技术不断优化和成熟,因此新冠病毒感染者特别是病毒载量高的感染者检出率比较高。同时,抗原检测非常方便,简单易行,方便感染者在家里进行自测,因此我们把抗原检测阳性纳入了诊断标准当中。

在临床救治方面,我们充分借鉴了三年来临床救治的宝贵经验,一是强化"关口前移",对于轻症病例也要早期介入,特别是对于一些高龄、合并基础性疾病的患者,更要加强"关口前移"措施的应用,加强对症和支持治疗,防止轻症转为重症。二是进一步规范重症患者的诊疗,一方面进一步完善了相关预警指标,通过对预警指标的把握,能够及早对重症患者实施及时的救治措施。对于重症患者的氧疗、俯卧位通气等措施都进行了进一步强化。三是第十版方案坚持中西医结合,特别是注重发挥中医药在临床救治当中的独特作用。四是强化了新冠病毒感染与基础性疾病共治的理念,因为新冠病毒感染者,特别是老年人,往往合并一些基础病,同时新冠病毒感染也会加重基础性疾病。因此我们在治疗过程中不仅要强化新冠病毒感染的治疗,更要对基础性疾病进行对因和对症治疗。通过多学科会诊,促进患者全面恢复健康。谢谢。

中央广播电视总台央视记者: 第十版诊疗方案距离上一版也就是第九版诊疗方案已经过去十个月时间了,在这个过程中,我们对于新冠病毒,尤其是奥密克戎变异株的致病机理的认识发生了哪些变化? 谢谢。

王贵强: 谢谢这位记者的提问。随着奥密克戎毒株的流行,我们一直在关注它的致病特点,包括病原性、流行病学的临床特点。奥密克戎毒株感染后致病力是下降的,传染性明显增加,总体来看,和德尔塔株及原始毒株相比,它的致病性是明显下降的。针对目前奥密克戎毒株感染,我们还是强化对症、支持和呼吸治疗,因为奥密克戎毒株感染后如果出现重症病例,出现肺炎,则需要相应的治疗。目前在我们国家流行的奥密克戎毒株主要是 BA.5.2 和 BF.7 为主。

奥密克戎毒株临床表现主要是发热、咳嗽、乏力等等,个别患者会出现肺炎。但总体肺炎的发生率和德尔塔毒株比是明显减少的。尽管如此,我们仍然要强调对肺炎的早期诊断和治疗,尤其是老年人有基础病的,包括免疫功能低下的人群,更要积极地早期监测和随访,发现病情变化及时治疗,这里面包括早期的氧疗、早期的抗病毒治疗等。

还有一点很重要,我们发现尽管奥密克戎毒株致病力下降,但是没有打疫苗的老年人仍然是重症的高风险人群,所以在这里我们还是强调老年人要接种疫苗,包括第二次的加强免疫问题,希望通过这样一系列措施,有效降低奥密克戎毒株的危害性,降低病亡率。针对奥密克戎毒株,目前它的致病力尽管是下降的,但我们还要持续关注它的进一步变化,包括新的变异、潜在的风险等,我们都要进一步关注,根据毒株特点对诊疗方案进行相应的优化。谢谢。

中国中医药报记者: 相比第九版,本版方案在中医治疗方面有哪些主要变化和特点呢? 谢谢。

贾忠武: 谢谢您的提问。疫情防控进入新阶段以来,特别是我们对新冠病毒感染实施"乙类乙管"以后,我们的工作重心从防控感染转到了医疗救治。这次诊疗方案的修订,中医治疗部分也是按照这个要求在进行的。

一是保持了延续性。中医专家分析,当前新冠病毒感染的中医核心病机并没有发生变化,仍然属于中医"疫"病的范畴,病因是感受了"疫戾"之气。因此,本次的修订在结构上并没有大的变化,保留了九版方案里面经过临床检验行之有效的主要内容,保持了诊疗方案的延续和基本稳定。

二是体现了针对性。针对当前新冠病毒感染患者多数表现为上呼吸道感染,部分患者有肺部感染的症状,以及一些恢复期的患者有咳嗽症状比较明显的特点,在轻型的部分增加了"疫毒束表证";在重型部分增加了"阳气虚衰,疫毒侵肺证";在恢复期,增加了"寒饮郁肺证",实际上都是针对前面提到的感染症状的特点提出来的,以更好地满足当前临床救治的需求。

三是增强了实用性。这次重型、危重型部分增加了随症用药方法，这在九版方案中是没有的，总结出多种临床常见的症状，针对这些症状，提出了具体的方药，使之更加贴合临床实际，方便临床医生特别是非中医专业的临床医生参考使用。

四是坚持了严谨性。此次修订由国家中医药管理局中医疫病防治专家委员会和北京、广东、四川、山东等临床一线的专家共同完成，多次研究论证，同时广泛征求了目前还在一线工作的许多中医专家的意见，最终形成了第十版诊疗方案中的中医治疗部分，更加严谨，更加科学。谢谢。

中国日报记者：本次诊疗方案取消了医学观察期的中医治疗，请问出于什么样的考虑？另外，出现了新冠病毒感染相关症状以后，如何进行中医治疗，是否需要去医院？谢谢。

刘清泉：谢谢，你提了一个非常重要也非常好的问题。第十版方案出台没有多长时间，很多医生也在关心这件事。实际上是适应国家对于防控政策做出的重要调整。当时医学观察期的提出是基于两个原因，一是针对当时的核酸筛查，筛查过程中能够及时发现一些核酸阳性的人群，这些人群都进行了医学隔离。从中医来看，这些人群有的没有确诊，但已经有了证候的变化，在当时大量开展中医药干预，能够阻断疾病的发生，减少确诊人群，实际上这也是基于中医"治未病"理论的重要措施。二是我们常常见到的发热患者有多种原因，比如感冒、流感或者新冠，发热患者没有明确诊断的，在疾病流行期间也需要隔离观察，这时候隔离有两个问题，第一是能够进一步明确诊断目标，第二是达到隔离的作用。但在这个过程中，从中医来看，这一类的病都属于外感热病的范围，这时候给予中药治疗，既能够达到治疗疾病目的,同时也能够达到隔离目标。随着实施"乙类乙管",无症状感染人群和密接人群基本上没有这样的概念,医学观察期的基本任务已经完成,所以这次修订过程中就把这个内容取消了。

但是取消并不是有了问题以后我们不管,为了防止医疗挤兑的情况出现,如果发现自己有了疑似新冠的不舒服症状以后也不用紧张,可以按照国家中医药管理局发布的《新冠病毒感染者居家中医药干预指引》规范选用药物,居家治疗,这个方案推出以后是解决这个问题的。当然,有一个重要的提示,在运用这样的治疗后,48小时内没有明显症状缓解,或者高烧仍然很重的情况,要及时到医疗机构发热门诊就诊,以防疾病发生变化,尤其对于老年人,可能没有明显发热,但如果出现一些乏力、精神打蔫这样的症状,用一些药物之后没有改善的情况下,一定要及早、及时地到医院进行就诊。谢谢。

凤凰卫视记者:我们了解到,基层医疗卫生机构除了为民众提供医疗服务之外,在"乙类乙管"后还承担了很多防控职责。请问社区在人群健康监测管理和健康宣教等方面发挥了哪些作用?谢谢。

李永锦:谢谢您对基层医疗的关注。我们常说,坚持防治结合、防治优先,社区持续开展风险人群的健康管理和监测,倡导群众保持健康习惯,减少感染风险,以我所在的劲松社区卫生服务中心为例,通过以下方式做好预防工作。

第一,充分发挥家庭医生的作用。将在我中心签约的重点人群与属地对接,摸清底数,共享台账,识别潜在的高风险人群,按照有没有接种疫苗、有没有不稳定的基础病、是否为孕产妇、新生儿等个体情况,建立了红、黄、绿三级分级评估体系,对红名单人群重点监测。

第二,倡导居民进行疫苗接种,保障疫苗接种工作顺利进行。通过日常门诊、签约居民健康宣教、重点人群电话咨询等机会和形式,尤其对于高风险人群和老年人,动员全程疫苗和强化免疫接种。充分保障疫苗接种点开诊时间,同时对高龄老人、行动不便人员进行入户接种,做到应接尽接。

第三,做好健康指导,倡导科学就医。向辖区居民宣教,强调"每个人都是自己健康的第一责任人",要强化勤洗手、戴口罩、常通风等良好卫生习惯,加强个人防护,同时对近期个人盲目药物囤积等问题,进行科学指导和用药宣教,告知应在医生指导下用药。谢谢。

中央广播电视总台财经节目中心记者: 针对当前新冠病毒治疗的重症病例中,主要是分为几种类型? 不同的类型在治疗方案有哪些侧重? 谢谢。

王贵强: 谢谢记者的提问。目前,奥密克戎毒株感染后,总体的致病力是下降的,但仍有一部分老年人有基础病的、没有打疫苗的、免疫功能低下的会出现重症,表现为重症肺炎、呼吸衰竭等等。为了更好指导临床实践,在第十版诊疗方案强调,将新冠病毒感染的重症病例定义为由新冠病毒感染导致的肺炎为主要表现的重症病例,其他基础病加重、诱发基础病等,作为基础病或其他疾病导致的重症病例。

针对新冠病毒感染肺炎导致的重症,我们强调呼吸支持,包括早期的氧疗、俯卧位、气道管理等。新冠病毒感染导致的重症有一个基本定义,第一是临床症状加重,第二是静息状态下血氧饱和度小于等于93%,或者氧合指数小于300,并且低氧血症以及严重的低氧血症用其他的肺部疾病或其他系统疾病不能解释的,我们把这个归类为新冠病毒感染导致的重症病例。

重症病例的治疗,刚才提到了主要是呼吸支持治疗,当然我们也重视其他的非呼吸衰竭导致的重症病例,包括基础病的综合救治。所以我们强调对新冠病毒感染导致的重症以呼吸支持为主,其他重症通过多学科合作的模式,针对基础病,包括肺炎、基础病、多脏器功能衰竭进行脏器支持,最大限度降低重症和死亡风险。在这里尤其要强调的是老年人、有基础病的、没有打疫苗的,这些人群常常由于基础病导致病情恶化甚至死亡,所以针对基础病的综合干预、诊疗也是非常重要的。谢谢。

中央广播电视总台 CGTN 记者: 我国现阶段流行的毒株以 BA.5.2 和 BF.7 为主,但是现在在一些国家出现了 BQ.1 和 XBB 等优势毒株,并且已经在我国本土病例中检出。我想请问,在感染新的毒株以后,目前的中医方案是否依旧能够适用? 谢谢。

刘清泉: 谢谢。目前,这对我们来讲还是难以准确判断的问题,因为中医诊断疾病有中医的基本思路,"审证求因、审因论治、三因制宜",我们目前只是从文献报道上获得信息,关于 BQ.1 还有 XBB 的临床表现,目前我们看到的和国内流行株之间似乎没有明显差异,仍然是上呼吸道感染为主,我们并没有看到实际的临床病例。这两个变异株和目前国内流行的变异株,从中医来看,本质上没有大的差别,中医核心病机是一致的,治疗方案仍然可用。但从中医病机变化来看,从原始株到变异株,主要以呼吸道为主,部分出现消化道症状,比如恶心、呕吐、腹泻,还有胃胀满,不想吃饭等情况,这些情况也在十版方案的诊疗范围之内。谢谢。

新华社记者: 我们注意到第十版诊疗方案中取消了普通型,增加了中型,请问为什么要做出这样的改变? 这一改变在临床病例的救治中会有什么样的意义或者作用？谢谢。

郭燕红：谢谢记者的提问。在第十版诊疗方案中，我们在分型中取消了普通型，增加了中型。从疾病的临床表现来看，普通型一般是代表了疾病最常见、典型的表现，这一类的病例称为普通型。在疫情早期，新冠病毒的致病力比较强，相当数量的感染者出现了典型的病毒型肺炎表现，当时在临床分型过程中我们采用了轻型、普通型、重型、危重型的分类方式。随着病毒的不断变异，特别是目前流行的奥密克戎变异株，病毒的致病力在逐渐减弱，而且疾病的临床特点也发生了比较明显的变化。可以看到，大多数感染者是上呼吸道感染，发生肺炎的比例已经大幅度降低。因此，为了更好体现疾病的特点，我们在第十版诊疗方案中对临床分型进行了调整，取消了普通型，增加了中型。中型的定义是持续高热大于 3 天，在静息状态下吸空气的血氧饱和度要大于 93%，影像学可见特征性的新冠病毒感染肺炎表现，但是它比重型，也就是血氧饱和度小于 93% 的程度要轻，我们把这类病例归类于中型。大家可以看到，第十版诊疗方案的调整是根据感染者病情的严重程度，分为轻型、中型、重型和危重型，更加符合临床实际。临床分型调整以后，也更加有利于医务人员对患者的病情进行综合研判，并给予综合的治疗措施。谢谢。

南方都市报记者：重型和危重型高危人群的判定标准中，年龄从第九版的大于 60 岁改成了大于 65 岁，请问这是出于什么样的考虑？是因为 65 岁以下人群危险程度减轻了，还是因为现在患者增多，需要把医疗救治力量集中在更高危的人群上？谢谢。

王贵强：谢谢记者的提问。重型和危重型高风险人群在第八版、第九版诊疗方案明确，60 岁以上老年人，有基础病的、免疫功能低下的，包括孕产妇、肥胖、吸烟的都属于高风险人群,目的就是把这些高风险人群找出来,予以重点关注,早期干预、早期治疗,避免重症甚至病亡。

关于这次微调,在临床实践中,我们确实发现 65 岁以上的患有基础病,尤其是没有打疫苗的人群重症化和危重症比例更高,目前临床上也发现了这样的现象,所以这次诊疗方案进行了微调,但不管是 60 岁还是 65 岁,我们都要强调伴有基础病的、没有打疫苗的更需要关注。我们希望在临床实践中将这些高风险人群纳入管理,早期干预和观察,发现问题及时转送上级医院进行进一步救治,最大限度降低重症和死亡的风险。

关于新冠重症率的问题,最近我们也关注到网络上很多讨论,有的专家提到在定点医院重症、危重症比例 3%~4%,有的专家说在自己医院的重症比例是 1%,也有的专家说在某一区域人群中更低。这里需要说明一下,我们说的重症率是指在某一个单位或医院内,它的重症患者数除以收治新冠病毒感染的总人数,乘以 100%,这个数就是所谓的重症率。但是这个重症率的差别会很大,因为不同医院收治患者的基数和病情程度都不一样,所以这个数字在不同单位或医院之间差别会很大。我们北大医院有 ICU 病房,重症比例就高,还有准 ICU,可以吸氧,这些患者相对轻一些,所以重症比例会低一些,从全院的角度来讲更低,所以重症率要有一个基本参数,这是一直在变化的。包括轻型、中型病例,基本不到医院看病,所以看不到这些基数。所以我们说,全人群重症比例应该需要整个大样本数据出来以后,才能最后给出一个数字。谢谢。

澳亚卫视记者:请问综合医院、专科医院是否可以使用诊疗方案中医治疗的内容开展临床救治呢?谢谢。

贾忠武：谢谢。这也是目前非常重要的一个问题。中西医结合、中西药并用是我们国家疫情防控的独特优势，在抗疫过程中，我们形成了"有机制、有团队、有措施、有成效"的中西医结合医疗模式，发挥了非常好的作用。我们要求各级各类医疗机构，也就是综合医院、中医院、专科医院都要继续落实"四有"的中西医结合医疗模式，中西医结合、中西药并用地开展新冠病毒感染的临床救治。在"保健康、防重症"中充分发挥中医、西医两种医学各自的优势。联防联控机制印发的《关于在新型冠状病毒感染医疗救治中进一步发挥中医药特色优势的通知》强化了对中西医结合救治重症的要求。

综合医院、专科医院要建立中西医协作的工作机制，组建由中医医师、西医医师共同参与的新冠救治的院级专家组。同时，要根据国家诊疗方案开展同质化、规范化的中西医结合诊疗。针对重型、危重型患者的救治中，应该有经验丰富的中医医师来参加多学科联合会诊，共同研究确定中西医结合治疗方案，提高救治效果。特别是在重症、危重症救治中，中医也积累了很多非常宝贵的经验，这些经验在第十版诊疗方案中得到了充分的体现。我们在重型、危重型治疗部分增加了"随症用药"方法，这在第九版是没有的，增强了对重症救治的针对性。对有丰富临床经验的中医医师来讲，结合自己的经验，"师专家之意，而不泥专家之方""三因制宜"，力求精准。针对综合医院、专科医院里面的临床类别医师，只要能够按照第十版治疗方案，加以必要指导，"随症用药"就一定会取得非常好的临床疗效。

下一步，我们将开展第十版诊疗方案中医内容的培训，进一步发挥好中医药在新型冠状病毒感染救治中的优势和作用。谢谢。

北京广播电视台记者：基层医疗卫生机构为广大群众提供便捷医疗服务，如果一旦有危急重症患者，将如何通过分级诊疗机制与综合医院、二级、三级、三甲医院进行对接，来保障群众能够得到及时的救治？谢谢。

李永锦：谢谢您的提问。首先感谢您对基层医务工作的关注。基层医疗卫生机构必须全力配合"关口前移"的防治策略，发挥好院前急救作用，防疫政策优化调整以来，以朝阳区为例，在新冠病毒感染患者激增的情况下，基层医疗机构积极增员扩容，120 转运车组增加至原承载量 3 倍以上，我中心目前已经派 7 名医生、3 名护士、2 名司机经过培训后参与院前急救转运工作，最大程度保障危重患者及时转到大医院进行救治。其次，最大运力开设发热门诊，保证 11 类症状、4 类药品供应充足，利用门诊就诊、极简取药、送药上门等服务形式，使患者在家门口就能够取上药、用得上药。三是密切与医联体医院包括综合医院上下联动，与专家建立线上会诊、线下保证绿色转运通道，确保急危重症患者能够得到及时救治。另外，社区卫生服务中心及社区卫生服务站均全力接诊上级医院下转的患者，提供输液、氧疗、用药、康复、随访和咨询等服务。谢谢。

人民日报记者：在重症救治中，中医药主要可以在哪些方面发挥作用，主要的诊疗手段有哪些？谢谢。

刘清泉：谢谢您的提问。中西医结合、中西药并用在救治新冠重症、危重症的临床实践中形成了"中国经验"。比如，针对重症的肺炎所导致的高热状态，我们会依据中医的基础理论"肺与大肠相表里"，同时运用"通腑泄热"的方法，这样的经典名方，有汉朝的方子、有清朝的方子，比如宣白承气汤、大承气汤、大柴胡汤等，在这些方子的使用过程中，不仅能解决肺炎的高热状态，还能够在一定程度上阻断疾病的进展，减少向危重症发展，降低病亡率。老年患者感染以后非常容易耗伤元气，中医及时用独参汤、参附汤这样一些方药,防止出现厥脱、休克等不好的状态,对于预防危重症的出现具有重要意义。

针对危重症的呼吸机治疗、脓毒症、休克、多器官衰竭等情况,可以针药并用,既用药的办法,也用针灸的办法,综合运用针灸、中药汤剂、中药注射液等多种方法,一人一方,一人一策,体现了中医辨证论治的精髓所在,从而能够及早地把呼吸机脱掉,能够及时纠正脓毒症以及休克,防止器官衰竭,最大程度减少危重症和病亡。可以说中医救治手段是一套"组合拳",不是单一的某一个方、某一个药,这套"组合拳"和西医的急救技术相互叠加发力,形成了阻击新冠病毒感染危重症的中国特色方案。谢谢。

健康报记者: 我们发现诊疗方案中出院标准有较大变化,比如体温恢复正常 3 天改为 1 天,请问这样的变化是为了缩短患者的住院时间吗?谢谢。

郭燕红: 谢谢记者的提问。第十版诊疗方案对患者出院标准作出了比较大的调整,主要是基于现在防控策略的调整和临床治疗相关要求所进行的调整。相关内容是结合大量临床实践和对疾病的发生、发展和转归的一些规律性认识而作出的完善。

大家知道,在疫情早期,由于新冠病毒致病力较强,为了减少对人民群众健康的影响,特别是减少进一步感染和传播,我们对新冠病毒感染实行比较严格的"乙类甲管"措施,包括应收尽收、应治尽治,把患者全部收治到定点医院进行隔离治疗,一方面是提高患者治愈率,另外一方面是尽一切可能减少疾病的进一步传播,当时的出院标准一方面是考虑了患者的康复情况,另外一方面是考虑要尽可能减少疾病传播和感染人群扩大。因此,当初的出院标准对核酸检测结果进行了一系列要求,同时也考虑了临床症状、影像学的改变，提出了一些居家观察的措施，这些标准一方面是为了减少疫情扩散和传播，另外一方面也有利于促进患者更好地恢复身体健康。

随着病毒不断变异，它的致病力在逐渐减弱，特别是目前对新冠病毒感染实施"乙类乙管"，我们从原来的防感染更多注重防重症，提高医疗救治的水平和能力。对于感染者也不再要求进行集中隔离治疗，可以根据疾病的情况选择居家治疗或到医疗机构就诊，门诊治疗或者住院治疗。新版诊疗方案中，我们制定出院标准时特别考量了这样一些情况，住院患者出院不再对感染者的核酸情况提出相关要求，而是按照常规疾病的诊疗要求，由临床医生对感染者疾病情况、康复情况等进行综合研判。

当患者病情已经明显好转，生命体征平稳，体温正常超过 24 小时，而且肺部的影像学急性渗出性病变明显改善，可以转为口服药治疗，而且没有需要进一步处理的并发症等情况时，患者就具备了出院的基本条件，由医生进行研判之后考虑出院。这样做大大缩短患者的住院时间，提高医疗资源的使用效率。谢谢。

每日经济新闻记者：请问专家，在抗病毒救治中，小分子药物主要能发挥什么样的作用？谢谢。

王贵强：谢谢记者的提问。新冠病毒感染疫情发生以来，我们一直在探索治疗的方法，也积累了很多经验。但是到目前为止，还没有特效药来治疗新冠病毒感染，仍然强调进行综合治疗，包括对症支持治疗、早期抗病毒治疗、早期氧疗、免疫治疗、抗凝治疗等，对于重要的脏器衰竭，如呼吸衰竭等，还要有呼吸支持治疗以及脏器功能的支持等。抗病毒治疗是综合治疗的一个重要组成部分，第十版诊疗方案中抗病毒治疗包括了口服小分子抗病毒药物,有三个药物推荐,另外,康复期血浆和新冠免疫球蛋白、单克隆抗体都是抗病毒治疗的药物。口服小分子抗病毒药通过直接抑制病毒复制来清除或抑制病毒,减轻临床症状,缩短病程,降低重症风险,最终降低住院和死亡的风险。它的特点是口服,比较方便,在医院里可以用,在社区、诊所、门诊也可以使用。但是,我们强调口服小分子抗病毒药,一个是早期使用,越早越好,一般在5天之内使用最好,5天之外使用效果大打折扣。再一个是对重症高风险人群使用,就是我们提到的老年人、有基础病的、没有打疫苗的等,这些重症高风险人群优先使用,可以降低重症风险。一般人群感染后使用价值并不大。因为药物有相互作用和不良反应,所以我们强调在医生指导下使用。综合来看,口服小分子抗病毒药的使用能够帮助患者降低重症和住院的风险,甚至降低死亡风险,但是应严格掌握适应证,在医生的指导下使用。谢谢。

广东广播电视台记者: 针对目前核酸以及抗原转阴以后仍然有遗留症状的情况,第十版方案有没有给出什么好的治疗方法呢?谢谢。

刘清泉: 谢谢您,这是一个大家非常关注的问题。因为每一位"阳康"后的患者都非常关注不适症状怎么治疗,第十版方案根据奥密克戎变异株的临床特征,提出了三种状态的治疗方案,第一种是针对感染后出现的乏力,同时又伴有脾胃虚弱,比如说食欲不好、腹泻、大便不畅,同时出现吃完饭以后胃脘胀满,针对这种情况,中药推荐用经典的六君子汤来治疗。第二种也是乏力的情况下,同时容易出汗,出现心慌、胸闷,中医认为这是心气不足、肺气虚弱、气阴两伤的状态,我们推荐沙参麦门冬汤、竹叶石膏汤进行治疗,能很好地缓解症状。第三种是针对奥密克戎近期流行过程中所发现的最为常见的咳嗽、痰少、嗓子不舒服,甚至有堵塞的感觉,针对这种情况,我们推荐射干麻黄汤作为代表方来进行治疗。第十版方案非常关注核酸转阴后康复的治疗，不但有药物治疗，而且提出了针灸以及推拿的治疗方法，对于大家的康复还是有很好的指导意义的。谢谢。

主持人：时间关系，最后再提两个问题。

封面新闻记者：对比第九版方案，本次中医儿童方案内容增加明显，请问调整后的方案对于儿童治疗有什么意义？谢谢。

贾忠武：谢谢你关注到了这一点。重点关注"一老一小"脆弱人群，既是我们在疫情防控工作中总结出的宝贵经验，也是当前医疗救治工作中所关注的重点。在第九版方案中对儿童的中医药治疗方案，中医专家当时提出了中医儿童治疗的基本原则，但是并没有推荐具体药物，在第十版诊疗方案中，中医专家结合前期儿童新冠病毒感染中医药救治的经验和儿童的体质特点，提出了较为完整的儿童中医药治疗方案，明确了轻型、中型患儿的中医证型，给出了相应的中药处方和儿童服药方法，也推荐了部分的中成药和非药物疗法。针对重型、危重型患儿，在参照成人方案的基础上，突出儿童的病证特点，提出了指导性意见。

大家都知道，给儿童服用药物还是有一定困难的，特别是给小孩喂药，在一定程度上还是个"技术活"，在这次治疗方案中，我们针对儿童稚阴稚阳的体质，以及对外来刺激非常敏感的特点，专门列出了儿童治疗的外治法，包括小儿的推拿疗法、刮痧疗法、针刺疗法等，通过外治法，疏通经络，调整阴阳，最后达到治疗效果，也减少了给小儿用药的麻烦。谢谢。

中新社记者：社区卫生服务中心保障辖区群众医疗服务，在新冠感染的医疗救治工作中,具体是如何开展工作来满足老年人、孕产妇、儿童等重点人群的健康需求的? 谢谢。

李永锦: 谢谢你的提问。在新冠感染医疗救治工作中,我们社区具体开展以下工作:一是保障门诊用药。满足新冠常见症状的用药需求,及时储备解热镇痛、止咳祛痰等四类药品,并对符合用药指征的新冠病毒感染者开具抗病毒药物。

二是对接养老院等重点场所,提前做好预案,防止重症发生,与属地养老机构建立"手拉手"医疗照顾。我中心与三家养老机构 107 名老人共享台账、定期巡诊,线上咨询,保障用药,也上门输液,对急危重症患者及时转诊,与当地的空巢老人建立了家庭医生服务通道,23 个家庭医生团队与社区共同对 360 余名空巢老人建立联系,密切关注健康状况。

三是依托医联体开展绿色转诊通道,对需要转诊的危重患者,依托医联体优势,及时转诊相关人员。我中心与北京市朝阳区垂杨柳医院,建立微信会诊群,并派驻专家进入我们社区卫生服务中心指导工作,同时依托我中心急救站,医联体医院为危重症患者提供入院治疗保障。

四是通过多种方式为签约居民提供医疗服务。我中心签约 65 岁以上重点人群 3 657 人,借助互联网医疗、门诊及上门服务等线上线下相结合,与社区协作,多种平台、多种举措保障居民的医疗服务:其中包括发放指脉氧仪、指导家庭氧疗、指导用药、心理咨询、阳性患者的康复管理等。我中心也是朝阳区第一家取得互联网诊疗资质并实现医师服务费医保线上结算的基层医疗卫生服务机构,居民在家就可以完成就诊、交费、开药、送药等"一站式"诊疗服务。

五是发挥中医药特长,提供中医药服务。在国家级中医药专家指导下,朝阳区中医防治团队推出了四个新冠病毒感染系列中药防治方,包括预防方、治疗方和退热方等,我中心均可有效供应和保障。谢谢。

主持人：谢谢。今天的发布会几位嘉宾为我们介绍了第十版诊疗方案的有关情况，再次感谢各位。"乙类乙管"的方案发布以后，还有很多配套的措施，对此我们也将继续邀请相关部门来共同参加联防联控机制的新闻发布会，欢迎大家继续关注。今天的发布会到此结束，谢谢大家。

国务院联防联控机制就重点机构和重点场所疫情防控有关情况举行发布会

（第 209 场）

一、基本情况

时 间	2023 年 1 月 11 日
主 题	介绍重点机构和重点场所疫情防控有关情况
发布人	民政部养老服务司副司长　李邦华
	民政部基层政权建设和社区治理司一级巡视员　李健
	商务部消费促进司一级巡视员　耿洪洲
	国家邮政局市场监管司副司长　边作栋
	中国疾病预防控制中心传防处研究员　常昭瑞
主持人	国家卫生健康委新闻发言人、宣传司副司长　米锋

二、现场实录

主持人：各位媒体朋友，大家下午好！欢迎参加国务院联防联控机制举办的新闻发布会。实施"乙类乙管"措施后，重点人群、重点机构、重点场所仍然是防控重点。养老机构、社会福利机构等场所高风险人群较多、人员集中，疫情传播风险大。要加强健康监测和早期干预，确保重症高风险人员能够及时发现、及时转诊、及时救治。商超、物流、餐饮、交通等行业的从业人员要加强个人防护，做好自我健康监测，出现症状及时报告。

今天发布会的主题是：重点机构和重点场所疫情防控有关情况。

我们请来了：民政部养老服务司副司长李邦华先生；民政部基层政权建设和社区治理司一级巡视员李健女士；商务部消费促进司一级巡视员耿洪洲先生；国家邮政局市场监管司副司长边作栋先生；中国疾病预防控制中心传防处研究员常昭瑞女士，请他们共同回答记者的提问。

下面，请各位记者朋友举手提问，提问前请先通报所在的新闻机构。

中新社记者： 近日，国务院联防联控机制综合组印发了《养老机构新型冠状病毒感染疫情防控操作指南》，对养老机构疫情防控提出了具体要求。请问其核心内容是什么，需要把握哪些关键点？谢谢。

李邦华： 谢谢你的提问。大家都很关心养老机构疫情防控的情况。你刚才讲的这个《指南》是落实"乙类乙管"总体方案的一个配套文件，核心内容和关键点主要有四个方面。

一是养老机构的疫情防控总体上严于社会面。在疫情流行期间，经属地联防联控机制批准同意，可以在加强人员进出健康监测的基础上有序开放管理。在疫情严重期间，由当地党委政府或联防联控机制，经科学评估适时采取封闭管理。相对于其他社会机构来讲，养老机构的防控要求更严格，目的就是保护入住老年人的生命安全和身体健康，加强对重点人群、重点机构的重点保护。

二是强调因时因势动态优化调整。一个地区的养老机构是封闭管理还是有序开放管理，这需要由当地党委政府或联防联控机制结合当地实际情况，统筹考虑当地疫情的流行情况，养老机构防控的情况，还有当地医疗资源的负荷情况以及社会运转情况等等，做到动态调整。总体上要求，希望养老机构能够避免在当地社会面感染高峰的时候出现大量感染。

三是突出防范疫情引入和扩散风险,《指南》对怎么防范社会面感染源进入养老机构,以及养老机构出现感染之后怎么应急处置也提出了详细要求。

四是强化了就医用药的优先保障。要求养老机构落实分类分级健康服务要求,做好医药物资供给,要求养老机构与医疗机构建立转诊、急救绿色通道,确保养老机构老年人出现危重疾病时能够及时救治和转诊。

我就介绍这些,谢谢。

凤凰卫视记者: 随着疫情防控进入新阶段,请问在进一步健全城乡社区疫情防控体系和提升组织动员群众能力方面有哪些打算? 谢谢。

李健: 谢谢您的提问。社区疫情防控是为了居民群众,当然也是要依靠居民群众。疫情防控工作中,居民群众的力量和作用是巨大的,在社区党组织的领导下,推动构建社区防疫工作共同体,把居民群众有效地组织动员起来很重要。

第一,我们认为应该充分发挥党组织领导作用和村民委员会、居民委员会以及村(社区)卫生服务机构的基础作用,细化村民小组长、居民小组长、楼门栋长以及网格员的责任。农村地区还要依托"五级书记"抓疫情防控机制,进一步完善疫情防控体系。

第二,要加快推动公共卫生委员会的全覆盖。2021年12月底,民政部等四部门专门部署加强村民委员会、居民委员会下属的公共卫生委员会建设,目前有关工作取得了积极进展,已经有90%以上的村委会和居委会都建立了公共卫生委员会。接下来要加快推进公共卫生委员会与其他机构一起有效协同发挥作用。

第三,要创新社区与社会组织、社会工作者、社区志愿者以及社会慈善资源的联动机制,也就是我们经常说的"五社联动",完善社区志愿服务制度,动员居民群众就近就便开展邻里互助等活动。

第四,组织居民群众围绕疫情防控等问题开展灵活多样的议事协商活动,群策群力把各项疫情防控优化措施落实好。谢谢。

中央广播电视总台 CGTN 记者: 新冠病毒感染实施"乙类乙管",疫情防控的重点机构和重点场所现在包括哪些? 做好这些机构和场所的防控有哪些关键点? 谢谢。

常昭瑞: 谢谢你的提问。新冠病毒感染实施"乙类乙管"以后,疫情防控的重点机构和重点场所以及防控的关键点已在总体方案以及国务院联防联控机制下发的《新冠病毒感染疫情防控操作指南》中给予进一步指导。重点机构主要包括养老机构、儿童福利领域服务机构、精神卫生福利机构、学校、邮政快递、医疗机构等,重点场所主要有客运车站、商场超市、农贸(集贸)市场、餐饮服务单位以及沐浴服务单位等人员密集、空间密闭、容易发生聚集性疫情的场所。

相关机构和场所应落实好单位防控责任和个人的疫苗接种、自我防护、健康监测、环境清洁消毒和通风换气等措施。此外,对养老机构、社会福利机构等脆弱人群集中场所还应采取以下措施:一是内部要分区管理,防止不同区域之间的交叉感染。二是在疫情严重期间,经科学评估适时采取封闭管理,防范疫情引入和扩散风险。三是疫情流行期间,外来人员进入机构时要提前预约,持 48 小时内核酸检测阴性证明及现场的抗原检测阴性结果。四是要明确机构就诊定点医院,建立就医优先的绿色通道,对机构内感染者可第一时间转运和优先救治。谢谢。

江苏广电荔枝新闻记者: 近期药品寄递对于群众来讲属于刚需,请问国家邮政局在保障药品寄递方面有哪些安排和部署? 谢谢。

边作栋：谢谢这位记者朋友的提问。近期，药品等医疗物资的寄递需求非常迫切。党中央、国务院对于药品等医疗物资的寄递问题高度关注，已经连续多次进行了部署，邮政快递业主要承担的是个人寄递以及通过网上购买的药品、N95口罩、抗原试剂等医疗物资的寄递任务。通过近期调度的情况看，各地各企业每日寄递的医疗物资邮件快件数量都很大，为了做好这些重要的医疗物资邮件快件的寄递服务保障，我们近期主要做了以下工作：

一是凝聚部门合力。我们第一时间会同商务部召集快递企业和电商企业进行集中的调研会议，在摸清问题的基础之上，与商务部联合印发通知，对于持续加强医疗物资动态监测、采取多种手段保证医疗物资、邮件快件的优先处理，以及制定有效措施做好医疗物资配送，细化了相关工作要求。

二是坚持优先处理。我们督促指导邮政快递企业对医疗物资邮件快件进行特殊标记、重点保障以及优先投递，尽快将人民群众急需的医疗物资送到手中。我们也指导各地邮政管理部门在受理用户申诉时，如果遇到对医疗物资邮件快件申诉，要优先办理、快速处置。

三是坚持问题导向。我们督促邮政快递企业对于配送的医疗物资邮件快件要进行动态跟踪和专门监测，企业要建立专门的团队，确保医疗物资邮件快件问题能够做到即查、即办、即送。如果遇到了在传递过程中丢失、损毁的医疗物资邮件快件，我们也鼓励企业采取在目的地购买同类药品，优先满足用户需要的方式来解决用户的急需。谢谢。

人民日报记者：新冠病毒感染"乙类乙管"实施后，城乡社区疫情防控工作有哪些新要求？谢谢。

李健：谢谢你的提问。三年来，城乡社区按照党中央、国务院的决策部署,努力筑牢社区防控屏障。实施"乙类乙管"之后,城乡社区疫情防控进入了新阶段,但仍然是吃劲的时候,需要围绕"保健康、防重症"的目标,把工作重心转移到充分发挥城乡社区自治和服务功能,切实做好政策宣传解读,加强重点环节防控等方面上来,使疫情防控能够平稳有序转段。

近日,经国务院联防联控机制同意,民政部、农业农村部、国家卫生健康委、国家疾病预防控制局印发了《关于在城乡社区做好新型冠状病毒感染"乙类乙管"有关疫情防控工作的通知》,明确要求城乡社区要健全疫情防控体系,把防控措施具体落实到自然村、居民小区;要分级分类做好健康服务,保障好重点人群就医用药的需求,要及时响应居民群众健康服务需求,及时帮助解决居民群众反映的急难愁盼问题;要做好宣传引导工作,引导居民群众科学理性认识新冠病毒,树立"人人都是自己健康第一责任人"的理念;要关心关爱一线城乡社区工作者,激励他们持之以恒做好疫情防控工作。下一步,民政部等四部门将在国务院联防联控机制领导下,抓紧把《通知》明确的任务措施落实落地,推动各地加强城乡社区疫情防控机制建设,进一步调整完善城乡社区疫情防控措施,让城乡社区疫情防控更精准、更温暖。谢谢。

经济日报社记者:我想请问耿洪洲司长,春节期间,商场、超市、农贸市场等客流量比较大,商务部在指导行业疫情防控方面有哪些具体的措施?谢谢。

耿洪洲:谢谢你的提问。春节是中华民族最重要的传统节日,也是消费的旺季,大家会集中置办年货过大年,商场超市客流量会比较大。为此,商务部加强市场监测预警,指导商贸流通企业加大备货力度,保障生活必需品市场供应充足。同时,商务部严格按照"乙类乙管"总体方案,落实不断优化疫情防控措施的要求，制定了商场、超市、农贸（集贸）市场等新冠病毒感染疫情防控操作指南，明确防控制度、环境卫生、员工卫生防护等要求，指导行业做好防控工作。

一是加强人员防护。做好员工自我健康监测，如有相关症状，要及时报告并开展抗原或核酸检测；符合疫苗接种条件的员工需要完成疫苗加强接种，实现"应接尽接"；员工工作期间全程佩戴口罩、一次性手套等防护用品；引导顾客全程规范佩戴口罩，不再测温和查验健康码。

二是加强环境卫生消毒。商超、农贸（集贸）市场要加强通风换气，每日开窗通风2~3次。商超要对公共用品和设施，每日清洁消毒不少于2次，及时清理垃圾，保证消毒频次和效果。农贸（集贸）市场要对批发档口进行集中统一清洁消毒，维护好公共区域和设施的整洁卫生。摊位经营者应履行"一日一清洁"等要求，每日营业后要及时消毒。

三是提倡无接触服务。鼓励顾客优先采用扫码付款方式结账，尽量减少人员接触和排队时间。鼓励线下与线上购物相结合，因地制宜开展即时零售、网订店送等服务。谢谢。

中央广播电视总台央视记者：大家一直非常关注养老院的防护，请问在"乙类乙管"阶段，民政部门要采取哪些措施来实现养老机构"保健康、防重症"这样的目标？谢谢。

李邦华：谢谢你的提问。"保健康、防重症"是"乙类乙管"阶段整个疫情防控的重心，养老机构也是这样的。现在全国有4万多个养老机构，入住老年人220多万人，这些老年人多数是高龄、失能和有基础病的老年人，一旦养老机构发生感染就容易形成聚集性感染，而且老年人感染后，重症风险比较高。民政部按照"乙类乙管"阶段"保健康、防重症"的总体部署，结合养老机构的特点，坚持"关口前移"，会同卫生健康和疾控部门,着力预防和减少老年人重症的发生。

一是指导养老机构每天做好至少两次的健康监测和每周两次的核酸或抗原检测,如果养老机构自行联系核酸检测机构有困难,地方联防联控机制要给予协调,做到老年人的疑似新冠病毒感染症状能够"早发现",以及养老机构阳性人员的"早发现"。二是落实养老机构老年人分类分级的健康服务,为老年人配备必要的血氧仪和吸氧设备,做到养老机构内的黄色、红色标识重点老年人给予重点关注和老年人重症前期的"早识别"。三是发挥养老机构内设医疗机构和定点协议的医疗机构的作用,储备相应的药物,通过远程或者上门巡诊诊疗服务,做到感染老年人诊疗的"早干预"。四是健全养老机构感染者的转运机制和就医绿色通道,提高转诊效率,在医疗资源紧张的时候,养老机构如果提前预订的定点医疗机构床位比较紧张时,我们要求民政部门和卫生健康部门要加强协作,统筹辖区内的其他医疗资源,优先为养老机构的老年人安排接诊和病床,做到"早转诊"。谢谢。

澎湃新闻记者: 辉瑞公司生产 Paxlovid 未能通过医保谈判进入我们的医保目录,请问这会不会对我们的新冠用药保障产生影响? 谢谢。

主持人: 今天我们发布会请来了国家医疗保障局医药服务管理司的副司长黄心宇先生,请他来回答这个问题。

黄心宇: 感谢您对医保工作的关心,国家医疗保障局一直非常重视新冠用药保障工作。2020 年,新冠病毒感染疫情发生之初,我们就已经及时制定了"两个确保"的医保政策,将诊疗方案内的医保目录外新冠治疗用药临时性纳入医保支付范围,随着诊疗方案的更新,我们也及时跟进,对医保支付范围进行了调整。在每年进行的医保药品目录调整中,新冠治疗用药一直是我们高度关注的重点。

刚才记者提到 2022 年医保目录谈判里面有三款新冠治疗用药被纳入谈判范围，其中包括刚才您谈到的 Paxlovid，还有阿兹夫定片、清肺排毒颗粒这三款药，其中阿兹夫定片和清肺排毒颗粒谈判成功，Paxlovid 由于企业报价过高，很遗憾，没有成功。不过大家不用过分担忧，在上周国家医疗保障局刚刚制定了新冠"乙类乙管"后优化治疗费用医疗保障政策的通知，其中明确延续了诊疗方案内的目录外药品医保临时支付政策，先行支付到 2023 年的 3 月 31 日。在此期间，患者的用药不会受到影响。此外，在我们的医保目录中，治疗感冒、发热、咳嗽之类的对症治疗药品有 600 多种，参保人的用药临床选择比较丰富。国家医疗保障局也高度关注新冠治疗药品的研发进展，据了解，近期可能有一些新冠治疗的新药在陆续申报上市。我们相信，随着上市新药数量的增加，患者临床用药选择和保障能力、水平都将得到进一步提升。国家医疗保障局将进一步加强新冠用药价格监测和管理，全力做好新冠治疗费用的保障工作，着力减轻参保人员的经济负担。谢谢。

中央广播电视总台华语中心记者：您刚才提到对于重点机构和重点场所，除了这些落实常规防控措施之外，关键是及时发现疫情、采取有效措施。对于这些重点机构和场所，将如何加强监测，实现疫情的早发现？

常昭瑞：谢谢你的提问。奥密克戎变异株传播速度快，重点机构和场所人员密集，一旦有传染源引入，短期内易造成传播扩散，对老年人影响比较大。在落实好重点机构和场所常规防控措施下，关键是要通过开展健康监测和抗原或核酸检测，及早发现疫情。

对于养老机构、社会福利机构等脆弱人群集中的场所，一是每日至少开展两次全体人员的体温检测和新冠病毒感染相关症状监测。二是根据机构是否采取封闭管理,对机构内工作人员和被照护人员分类开展定期核酸或者抗原检测。如果出现可疑症状,要及时采取核酸或者抗原检测。

医疗机构重点要做好重症高风险住院患者的抗原或核酸检测,及时发现和管理感染者,降低疫情在医疗机构内的传播和扩散。对于其余重点机构和重点场所工作人员要加强监测,如果出现症状时,要及时进行抗原检测和核酸检测。谢谢。

南方日报记者:当前我国已经对新型冠状病毒疫情防控实施"乙类乙管",请问邮政快递业疫情防控措施相应做了哪些优化调整?

边作栋:谢谢您的提问和对邮政快递业的关注。自新冠病毒感染疫情发生以来,国家邮政局认真落实国务院联防联控机制的相关要求,结合行业实际,因时因势优化调整行业疫情防控措施,全力维护行业的平稳运行,保障民生物资和医疗物资的寄递。根据当前我国疫情防控形势任务的变化,国家邮政局已经印发通知,就落实新冠病毒感染"乙类乙管"总体方案、做好邮政快递业疫情防控和服务保障作出了具体部署,明确了工作要求,提出了优化完善措施。

一是进一步落实邮政快递企业主体责任,企业要强化内部管理,加强风险研判,完善工作方案和预案,抓好员工教育培训和健康防护、生产作业场所安全管理等重要基础性工作,坚决防范疫情风险影响企业正常运转。同时,要进一步落实部门监管责任,强化行业监管,督促指导企业落实好疫情防控优化措施,充分发挥行业在服务疫情防控大局中的积极作用。

二是要求从业人员做好自己健康的第一责任人,强化个人防护意识,做好健康监测,实施症状管理。推动从业人员优先完成新冠病毒疫苗接种,加强对新冠病毒感染人员的关心关爱和救助。企业要采取有效措施,帮助新冠病毒感染人员早日康复,并且按照"乙类乙管"的相关防控指引,安排其返岗复工。

三是要求企业强化分拨中心、营业网点的日常公共卫生管理,定期做好环境清洁消毒和通风换气。为了应对从业人员因感染无法上岗的情况,企业要建立完善关键岗位的轮岗、备岗机制,加强从业人员的调配、防疫物资的配备,遇到人员减员时要按照轮岗备岗的机制安排预备队进驻和轮换,尽量减少疫情对行业正常运转的影响。

四是根据新阶段行业防控形势变化,我们停止施行"乙类甲管"期间制定的行业疫情防控措施,主要包括取消进口国际邮件快件"首站消毒"及生产作业闭环管理,从业人员定期核酸检测等要求。同时优化了一些操作的环节,提升了行业运行效率。谢谢。

央视新闻新媒体记者: 我们关注到,在一些气温回升、较为温暖的地区,有部分人群在公众场合出现了不戴口罩的情况,请问实施"乙类乙管"之后是否有必要继续戴口罩,对公众场所的防控还有哪些要求? 谢谢。

常昭瑞: 谢谢您的提问。当前国内新冠病毒感染疫情仍处于不同流行阶段,仍需继续强调做好个人防护,科学规范佩戴口罩,尤其在以下情形应该佩戴口罩:一是进入医院、商场、超市、室内会场、机场车站等环境密闭、人员密集的公共场所,乘坐飞机、火车、地铁等公共交通工具、厢式电梯时应全程规范佩戴医用外科口罩及以上级别口罩。二是进入养老机构、社会福利机构等脆弱人群集中场所时。三是出现发热、干咳、乏力、咽痛等新冠感染相关症状时。四是近距离接触或者护理新冠感染者以及有新冠感染相关症状人员时。五是医务工作者、交通运输、商场、超市、餐饮旅游、快递、保洁等从事公共服务以及密闭场所的工作人员。

此外,在公共场所还需要继续保持社交距离、咳嗽礼仪以及环境通风消毒、清洁等防护措施。阻断新冠病毒传播,每人都有一份责任,重在细节,贵在坚持。谢谢。

主持人: 最后再提两个问题,请继续提问。

中国网记者: 城乡社区工作者在疫情防控工作中发挥了重要作用,在新冠病毒感染"乙类乙管"实施后,如何进一步做好重点人群的服务保障工作?谢谢。

李健: 谢谢记者朋友的提问。协助做好"一老一小"等重点人群的服务保障工作是城乡社区落实"保健康、防重症"目标的重点任务。城乡社区工作者要努力做好三个方面的工作。

一是了解掌握重点人群的健康状况。要与重点人群加强联系,掌握其健康状况。依托微信等渠道,与重点人群及其家人保持联络;对没有建立网上联系的老年人等重点人群,采用"敲门行动"等方式,与基层医疗卫生人员共同上门,了解掌握这部分人群的身体情况和服务需求,为提供有针对性的健康服务打好基础。

二是协助做好重点人群健康服务。重点人群健康服务主要集中在就医、用药以及疫苗接种这三个方面,所以要加强与家庭医生、基层医疗卫生人员、辖区药店、疫苗接种单位的对接,配合做好在线问诊、就医送药、联系转诊、引导疫苗接种等工作。同时还要注意组织邻里互助,设立"共享药箱",尽可能保障居民的用药需求。

三是要加强对居民群众的宣传引导。依托微信群、公众号、智慧社区客户端等城乡社区信息平台,用好村务公开栏、居务公开栏,以及乡村大喇叭等阵地,开展科学用药、居家康复等防疫知识的宣传。引导居民群众科学理性认识新型冠状病毒和疫苗接种相关情况。

另外，新冠病毒感染实施"乙类乙管"之后，广大城乡社区工作者要继续做好"百姓健康守护人"，发挥工作的积极性、主动性，解决居民实际困难。各级党委、政府和有关部门要为城乡社区做好服务保障工作提供有力支持，医疗药物资源要向基层倾斜，建立城乡社区与医疗机构、药房之间的直通热线，社区反映的问题要及时回应解决，需要城乡社区承担的工作事务要整合规范，让城乡社区工作者有更多精力、能统筹更多资源、解决居民群众的急难愁盼问题。谢谢。

红星新闻记者：下一步，民政部将如何指导地方落实好《养老机构新型冠状病毒感染疫情防控操作指南》和国务院联防联控机制关于养老机构疫情防控的有关要求？谢谢。

李邦华：谢谢你的提问。刚才介绍了《指南》的关键要点，下一步重点是抓好贯彻落实。民政部党组高度重视"乙类乙管"阶段养老机构疫情防控工作，我们将根据党中央、国务院的决策部署，着重做好贯彻落实几方面的工作：

一是加强组织领导。推动各地在联防联控机制的统一领导下，成立由政府负责同志指导，民政、卫生健康、疾控等部门组成的养老机构疫情防控工作机制，统筹解决疫情防控的相关重点问题。民政部及省市县民政部门都成立了养老机构的疫情防控专班，持续推进养老机构疫情防控工作。

二是落实、落细防控要求。指导各地根据实际，结合《指南》和国务院联防联控机制的相关要求，制定本地区养老机构疫情防控的实施方案和实施细则，确保防控要求能落实到位。

三是加强督促指导。目前，从民政部到县级民政部门，我们都建立了养老机构疫情防控的"日调度"机制,下一步我们还将继续强化"日制度"工作机制,动态掌握养老机构就医用药的需求,以及疫情防控中的困难和问题,指导属地民政部门及时协调解决。春节前后,城市务工返乡人员增多,农村养老机构的疫情防控工作受到更多的关注和重视,我们将推动农村养老机构纳入村、社区的包保联系范围,同时依托乡镇卫生院、县综合性医院建立农村敬老院的就医绿色通道。

最后是加强养老机构的纾困。对长期封闭管理的养老机构,要及时组织工作人员安全有序进行轮换和休整,同时加强对养老机构工作人员和老年人的关心关爱,尤其是春节来临之际,要加强心理疏导和春节相关活动安排,同时推动各地出台更多有针对性的养老机构纾困政策,帮助养老机构渡过难关。同时我们也鼓励和引导社会各界慈善公益力量支持养老机构的疫情防控工作。谢谢。

主持人: 谢谢,今天的发布会几位嘉宾介绍了重点机构和重点场所疫情防控的有关情况,再次感谢各位。后续我们还将继续召开联防联控机制新闻发布会,欢迎大家继续关注。今天的发布会到此结束。谢谢大家。

国务院联防联控机制就优化中外人员往来管理措施有关情况举行发布会

（第 210 场）

一、基本情况

时　间	2023 年 1 月 13 日
主　题	介绍优化中外人员往来管理措施有关情况
发布人	外交部领事司司长　吴玺
	海关总署卫生检疫司副司长　李政良
	国家移民管理局边防检查管理司司长　刘海涛
	中国民用航空局飞行标准司副司长　孔繁伟
	中国疾病预防控制中心病毒病所研究员　陈操
主持人	国家卫生健康委新闻发言人、宣传司副司长　米锋

二、现场实录

主持人：各位媒体朋友，大家下午好！欢迎参加国务院联防联控机制举办的新闻发布会。实施"乙类乙管"措施以来，出入境人员及交通工具卫生检疫、进口货物口岸疫情防控、边境口岸恢复开通等措施进一步优化。要严格按照疫情防控相关要求，从业人员加强自身防护，乘客落实个人防护措施；要密切关注国际国内变异株流行趋势，实时掌握病毒变异情况。

今天发布会的主题是：优化中外人员往来管理措施有关情况。

我们请来了：外交部领事司司长吴玺女士；海关总署卫生检疫司副司长李政良先生；国家移民管理局边防检查管理司司长刘海涛先生；中国民用航空局飞行标准司副司长孔繁伟先生；中国疾病预防控制中心病毒病所研究员陈操先生，请他们共同回答大家的提问。下面请各位记者朋友举手提问，提问前请先通报所在的新闻机构。

凤凰卫视记者："乙类乙管"实施以来，中外人员往来的管理情况跟"乙类甲管"相比有什么区别？政策实施以后，现在成效如何？谢谢。

吴玺：谢谢主持人把第一个问题交给我，也非常感谢国家卫生健康委举行今天的新闻发布会，让我们国务院联防联控机制的外事组成员有机会作一个政策解读，来介绍"乙类乙管"后中外人员往来暂行措施。

刚才这位记者的提问也问得非常好，这个问题也是很多人想了解的，尤其是有出入境需求的朋友。新的措施是我们根据《"乙类乙管"总体方案》和《中华人民共和国国境卫生检疫法》的相关规定制定的，在起草的过程当中，我们充分考虑了疫情形势的发展、疫情防控工作的需要，以及出入境的需求，可以说暂行措施的总体精神和原则就是要推动中外人员往来逐步走向正常化。当然，我们也会采取必要的措施，防止境外疫情向国内倒灌，防止境外一些新的病毒影响国内疫情的防控。

具体来说，新的防控措施出台以后有这么几项变化：

第一项变化，来华手续简便了，取消了向驻外使领馆申报健康码的环节，大家在登机之前完成48小时核酸检测以后，可以填报到海关健康申明卡当中，如果是阴性就可以来华，如果是阳性的在转阴以后才能来华。另外，在签证的便利化方面，我们也采取了新措施，我们恢复了定居、访问、过境、商务、团聚以及探亲和私人事务方面签证的审发，以便利外籍人士来华。

第二项变化,航班更多了。我们取消了对航班的数量、航线以及客座率的限制,现在国际航班正在稳步增长。在公路、水路方面,我们也在逐步有序地开放更多口岸。

第三项变化,取消了入境集中隔离。来华人员入境的时候不再需要进行集中隔离了,只要健康申报正常,海关的常规检疫没有问题,就可以直接放行进入社会面,如果申报异常或者有发热等症状,海关就会进行抗原检测,如果检测是阳性,就会要求居家或者居所隔离,或者就医。我们这么做也是为了旅客的健康,也是疫情防控需要。

自 2023 年 1 月 8 日新的规定实施以来,出入境人数明显上升,具体的数据移民局的同事一会儿会介绍。据我们了解,各个口岸运行是非常平稳有序的,因此我们也非常有信心随着疫情防控措施的不断优化,中外人员往来将逐步恢复正常。谢谢。

中新社记者:实施"乙类乙管"之后,国内不再对全员开展核酸筛查,但是在入境方面还是对旅客要求有登机前 48 小时核酸检测等措施,想问一下为什么还要保留这些措施? 对于中外人员往来会不会产生什么样的影响?

吴玺:谢谢这位记者的提问。我们始终本着科学、精准、高效的原则开展疫情防控,动态调整优化防控措施。我想"乙类乙管"并不是说乙类"不管"或者乙类"不防",我们要防的是病毒的跨境传播,我们要便利的是人员跨境流动。

正如大家所知,奥密克戎毒株的致病力可能有所减弱,但是它的传染性正在上升。特别是在长途跨境旅行当中,大家会长时间处于密闭空间中,这种情况下的感染风险是很高的。所以我们要求来华人员在登机前 48 小时进行核酸检测,我想这也是为了确定旅行者本身没有受到病毒感染,也是确保他的旅途更加安全,也是为了防止病毒扩散。落地以后,海关会对有症状或者申报异常的人进行抗原检测,我想这也是为了早发现、早治疗、早隔离。如果旅客本身没有什么症状或者没有被病毒感染,这些措施对他们的旅行也不会有什么影响。谢谢。

中国国门时报记者:请问 1 月 8 日"乙类乙管"正式实施后,出入境人员数量有何变化?此外,春节就要到了,国家移民管理局会采取哪些措施保障通关?谢谢。

刘海涛:谢谢您的提问。我想这也是很多人都很关心的一件事。新冠病毒感染"乙类乙管"总体方案对优化中外人员往来做出安排以后,国家移民管理局也对此研究制定了优化移民管理的政策措施。1 月 8 日实施以来,从监测情况看,出入境人员数量呈现稳步增长、有序恢复的态势。有这样三个特点:

一是总量明显上升。1 月 8 日到 12 日,全国移民管理机构日均检查出入境人员 49 万人次,较"乙类乙管"政策实施前上升了 48.9%,是 2019 年同期的 26.2%。

二是海陆空同步恢复。海港、陆路、空港口岸日均出入境人员分别为 2.1 万、42.4 万、4.5 万,较实施前各上升了 13%、53.3%、33.2%,为 2019 年同期的 36.4%、30.1%、11%。空港口岸,上海浦东国际机场客流最多,日均 1.1 万人次,陆路口岸深圳福田口岸增幅最大,日均 2.1 万人次。

三是入境数量略高于出境数量。日均入境 25 万人次,较实施前上升了 54.7%,日均出境 24 万人次,较实施前上升了 43.3%。

春节假期临近,预计口岸将迎来人员出入境高峰。国家移民管理局已经部署各级移民管理机构,实施"三个加强"的措施,全力保障通关顺畅。一是加强通关查验组织保障。备足警力、开足通道,优化勤务组织,强化动线管理,提高查验效率,确保人员、车辆顺畅通关,中国公民出入境通关排队不超过 30 分钟。二是加强引导提示。落实节假日客流高峰"两公布一提示"制度,这个制度就是及时公布预测春节假期口岸出入境客流高峰情况,及时公布口岸应对客流高峰准备的措施,提示旅客通关注意事项,为广大群众出行提供参考。三是加强通关流量监测。协调民航、交通运输等部门,及时掌握国际航班、水港班轮、陆路客货运调整情况,实时监测出入境流量变化,做好应对预案。

在此,我们也提醒广大出入境旅客,关注国家移民管理机构政府网站、政务新媒体平台关于"两公布一提示"的信息,出行前仔细检查出入境证件签证是否有效,提前了解前往国家和地区的入境和防疫管理政策,合理安排行程,注意人身安全与健康、做好自我保护。谢谢。

新华社记者:新型冠状病毒感染调整为"乙类乙管"且不再纳入检疫传染病管理后,中国采取了哪些措施做好口岸新型冠状病毒感染的疫情防控工作?谢谢。

李政良:谢谢你的提问。新型冠状病毒感染疫情发生以来,海关总署坚决贯彻落实党中央、国务院有关工作部署,坚持"口岸疫情防控海关必坚守"的要求,严格入境人员、交通工具卫生检疫,科学精准做好"人、物、环境"同防、多病同防、海陆空同防,为国家抗疫大局做出了海关贡献。

新冠病毒调整为"乙类乙管"且不再纳入检疫传染病管理后,海关按照国务院联防联控机制统一部署,依据《中华人民共和国国境卫生检疫法》及其实施细则相关规定,稳妥有序、科学规范做好相关工作。主要体现在以下几个方面：

一是优化口岸入境人员的卫生检疫措施。按照国务院联防联控机制有关要求，海关在口岸环节不再对入境人员实施全员新冠病毒采样核酸检测；将来华人员行前48小时之内的新冠病毒核酸检测结果纳入海关健康申报内容，海关在口岸严格落实健康申明卡核验、体温监测、医学巡查等常规卫生检疫措施。

二是根据健康申报结果进行分类处置。对健康申报正常且口岸常规检疫无异常的入境人员，海关直接放行。对健康申报异常或出现发热等症状的入境人员，海关将在口岸进行新冠病毒抗原和核酸检测，检测结果为阳性的，海关将人员信息通报地方联防联控机制，并配合地方做好人员处置工作；结果为阴性的，海关将根据流行病学调查、医学排查等情况进行后续处置。

在这里我也想提醒广大来华人员，要按照国务院联防联控机制有关要求，于行前48小时内进行新冠病毒核酸检测，结果为阴性者方可来华，如呈阳性，应在转阴后来华。刚才外交部吴玺司长也对相关方面的政策作了解读。同时，在口岸入境时，要按要求如实逐项填报《中华人民共和国出/入境健康申明卡》，如有隐瞒或虚假填报，海关将依据《中华人民共和国国境卫生检疫法》及其实施细则等法律法规追究相关责任；如有检疫方面的异常，请配合海关做好流行病学调查、医学排查、采样检测等后续处置工作。

三是优化入境货物检疫措施。海关对冷链食品不再实施新冠病毒核酸抽样检测和预防性消毒监督等措施，但将继续落实"四个最严"的要求，继续保持与出口国家或地区主管部门的沟通，坚持源头视频检查，同时通过产品准入审核、回顾性评估审查、企业注册等环节，进一步压实境外主管部门的监管责任和输华食品企业主体责任，督促其落实联合国粮农组织有关防范污染的指南；对源头发现的问题，坚决依法依规予以处置。

对于进口非冷链物品,海关不再实施针对新冠病毒感染的风险监测采样和预防性消毒监督。

1月8日新型冠状病毒感染实施"乙类乙管"且不再纳入检疫传染病管理以来,全国口岸通关平稳有序。下一步,海关将继续做好新冠病毒感染疫情防控,特别是XBB等变异株的监测等工作,同时依法实施常规卫生检疫,落实多病同防,坚决筑牢口岸检疫防线。谢谢。

环球时报记者: 请问"乙类乙管"后出入境人数预计将大幅增长,外交部和驻外使领馆做了哪些准备工作? 对大家又有什么建议? 谢谢。

吴玺: 谢谢您的提问。"以人民为中心"是中国外交的底色,"乙类乙管"总体方案实施前,外交部就部署各个驻外使领馆做了大量准备工作,也就是说根据国内总体方案,结合驻在国相关情况,制定具体的落实细则,也广泛进行宣介,帮助来华人员了解国内疫情防控政策和措施。与此同时,我们也尽我们最大的努力提供更好的领事服务、领事协助与领事保护,我们最近正在优化升级12308全球领事保护与服务应急热线,让所有在海外的公民,能够随时与祖国联通,随时感受到祖国的温暖。

此外,我们还在升级"中国领事"app,也就在"中国领事"app上推出更多业务,实现护照、签证、养老金资格认证等"掌上办",尽量使人民群众能够"少跑腿"或者"不跑腿"。当然,我们的工作离人民群众的期待可能还有差距,我们会继续努力。

另外,借此机会我也想向计划出国的或者有意愿来华的朋友提几点建议。一是根据疫情形势的变化,要妥善做好自己的旅行计划,做好个人防护,维护自己的健康,确保能够平安出行、安全出行。二是希望大家能够认真了解目的地国家的入境政策,以免自己在入境时受阻或者出现滞留的情况。三是建议大家在出行之前及时下载"中国领事"app,完成"海外中国公民信息登记",以便驻外使领馆能够为大家提供及时有效的服务。四是我想提醒一下所有的来华人员,要按照规定在登机前48小时进行核酸检测,希望大家能够随身携带检测报告,以便备查,及时通过海关小程序来申报自己的健康状况,在回国以后要遵守入境地的疫情防控政策。谢谢。

人民日报记者:此前发布会也介绍到,奥密克戎变异株BQ.1,还有XBB的相关情况。请问目前国际国内奥密克戎变异株流行的最新情况如何?谢谢。

陈操:感谢您的问题。从全球看,奥密克戎变异株从发现以来一年多的时间里,全球已经发现进化出了750多种进化分支。截至1月10日,通过对全球新冠病毒共享数据库当中各个国家上传的序列进行分析,现在全球流行前两位的是BA.2.75和BQ.1.1,截至今年1月10日,全球已经发现了奥密克戎变异株的重组体有72种,其中主要流行的就是XBB及其亚分支,这个变异株在一些国家的新冠病毒感染人群当中占比还是比较高的。XBB.1.5是XBB当中的一个亚分支,它的传播优势进一步增加,截止到今年1月12日,已经在至少40个国家和地区当中监测发现。就我们国家而言,从去年12月1日到今年1月10日,我们国家从31个省(自治区、直辖市)和新疆生产建设兵团的感染病例当中已经监测发现了19种奥密克戎进化分支,其中BA.5.2和BF.7占据绝对优势,两者加起来相当于这19种进化分支的97%。从去年10月份一直到今年为止,我们国家累计报告了XBB本土病例16例,都是XBB.1的进化分支。到目前为止,暂没有监测发现XBB.1.5的本土病例。同期,我们国家监测到的本土BQ.1的病例是56例,这里包括BQ.1、BQ.1.1、BQ.1.2等6个进化亚分支。此外,从去年12月1日以来,全国输入病例监测数据显示,已经有 79 种奥密克戎进化分支输入到我国,其中比例比较高的前三位的是 BA.5.2、BF.7 和 BQ.1.1。谢谢。

中国民航报记者:我想问一下,自"乙类乙管"方案实施以来,为了应对旅客在国际出行需求方面的增长,中国民用航空局在优化中外人员的往来管理方面采取了哪些措施?谢谢。

孔繁伟:谢谢您的提问。为落实国务院联防联控机制关于对新型冠状病毒感染实施"乙类乙管"的总体部署,近期中国民用航空局结合实际积极优化调整行业相关政策,解除国际客运航班"五个一"、一国一策、高风险分级、客座率限制、相关保障人员闭环管理等措施,要求民航系统各单位按照安全第一、市场主导、保障先行的原则,确保国际客运航班稳妥恢复;取消目的地为北京的国际航班从指定第一入境点入境,为优化中外人员往来创造便利、通达、快捷条件。随着疫情防控政策优化调整,国际航班呈现增长态势。本周国际客运航班预先飞行计划数量为 563 班,通航国家 63 个,分别恢复至疫情前的 6% 和 87.5%。未来一段时间,随着国际航空市场需求的进一步提升,预计国际航空运输生产将继续保持稳步恢复态势,我们将按照"循序渐进、稳中求进"要求,科学合理安排国际航班计划,满足中外旅客国际出行需求。同时,把握好行业恢复发展的节奏,确保安全第一,确保航班量的增长速度同行业的综合保障能力相匹配,严守民航行业的安全底线。谢谢。

中央广播电视总台 CGTN 记者:我们注意到近期中方已经多次和世界卫生组织及有关国家进行了相关的技术交流,并且向驻华外交官、工商界和外媒都介绍了我们国家的抗疫策略和措施。但还是看到了一些报道贬低中国的抗疫成就、传播不实信息,请问有什么评论?谢谢。

米锋：首先我想说的是，三年来，中国抗击新冠病毒感染疫情，不仅很好地保护了中国人民的生命安全和身体健康，也为国际抗疫做出了重要贡献。

我们在刚刚遭遇疫情的时候，面对致病力较强的原始株，坚持的是"内防扩散、外防输出"策略，采取强有力的社会公共卫生干预措施，为国际社会抗击疫情争取了宝贵时间。

我们积极分享疫情信息。第一时间向世界卫生组织报告疫情，第一时间确定病原体，第一时间向世界分享病毒基因序列，第一时间公布诊疗方案和防控方案，为国际社会疫情防控、疫苗和检测试剂研发提供了科学依据。

我们积极开展抗疫国际合作，向153个国家和15个国际组织提供数千亿件抗疫物资。与全球180多个国家和地区以及10多个国际组织共同举办疫情防控、医疗救治等技术交流活动300余场，向34个国家派出37支抗疫医疗专家组，毫无保留分享中国抗疫经验。

我们最早承诺将新冠病毒疫苗作为全球公共产品，率先支持疫苗研发知识产权豁免，最早同发展中国家开展疫苗生产合作，已向120多个国家和国际组织供应超过22亿剂新冠病毒疫苗。

我们发挥中医药作用，举办了百余场抗疫专家视频交流和直播活动，已向150多个国家和地区介绍中医药诊疗方案，向部分有需求的国家和地区提供中医药产品。

我们愿意继续同国际社会一道，共同应对疫情挑战，更好地保护各国人民的身体健康。谢谢，请继续提问。

中央广播电视总台央视记者：我的问题提给吴玺司长。针对当前的疫情，一些国家指责中国信息不透明，说我们和世界卫生组织的沟通不及时，甚至说中国可能出现新的变异毒株来影响其他的国家，您对这个问题怎么看？谢谢。

吴玺：这个问题刚才实际上米锋副司长已经介绍了很多的情况，我再补充几点。疫情发生以来，中方一直本着公开、透明、负责任的态度同国际社会分享相关信息和数据，包括中国国内近期新冠病毒感染的病毒基因数据。中方也始终与世界卫生组织保持着密切合作，我们跟世界卫生组织开展了 60 余次技术方面的交流，在最近一个多月的时间里，我们就与世界卫生组织开展了 5 次相关的技术交流。

根据世界卫生组织 1 月 4 日发布的消息称，中国国家卫生健康委提供的病毒基因数据显示，当前中国主流毒株与其他国家提交的中国感染旅客病毒基因序列是一致的，没有发现新的变种病毒或者显著突变。世界卫生组织欧洲区主任近日也表示，中国一直在向国际社会分享病毒基因序列等信息，根据世界卫生组织掌握的信息，中国的疫情不会对欧洲产生大的影响。大家可能还记得前几天有一些新闻报道，新加坡卫生部长 1 月 9 日在国会发表声明称，目前没有在自中国入境人员身上发现新的变异病毒，中国入境新加坡的被检测出来的阳性人员数量只占新加坡总体输入很小的一部分，大概是 5%，所以来自中国输入到新加坡的病例是远远低于来自其他国家和地区的。可见，个别国家对我们的指责、对我们的妄加揣测是完全没有道理的，也是不科学的、没有依据的。谢谢。

南方都市报"N 视频"记者：新冠病毒感染"乙类乙管"之后，疾控部门进一步完善了新冠病毒变异监测的工作方案，目前已经取消了入境后核酸检测和集中隔离等措施。请问怎样能够及时监测发现新毒株的输入？谢谢。

陈操：感谢你的提问。新冠病毒感染"乙类乙管"后，我国虽然已经取消了入境后"乙类乙管"和集中隔离等措施,但疾控部门也会同海关部门仍对新毒株的输入进行监测,入境人员的监测仍然是病毒变异监测的第一道关口。国家已经在全国多个口岸设立监测哨点,尤其对国际流行的重要进化分支进行监测,实时开展风险评估。如发现毒株输入出现了时空和人群聚集性,将会及时发出预警,经过风险评估后,采取一定的防控措施。

除了口岸监测以外,哨点医院的监测也是避免新毒株输入之后造成大范围传播的第二道关口。根据全国新冠病毒变异株监测方案,我们在全国31个省(自治区、直辖市)和新疆生产建设兵团都设立了一定数量的哨点医院,每周要求哨点医院采集新冠病毒患者样本,送到当地疾病预防控制中心进行新冠病毒全基因组测序,将数据及时发送到中国疾病预防控制中心病毒病所。我们会及时对数据进行分析、及时反馈,如果发现新毒株、重要的变异株,尤其是能够引起较多重症和死亡的毒株时,我们也会及时发出预警,及时采取措施。

另外,马上要到春节了,入境返乡人员逐渐增多,在这里也要提醒近期入境的人员,入境时如果出现身体不适要及时申报,配合海关人员积极开展采样,如果入境以后出现了身体不舒服,尤其是发热,一定要及时开展新冠病毒核酸检测和抗原检测,及时就诊。谢谢。

中央广播电视总台央广记者:实施优化措施之后,我们关注到居民出境需求显著增长,一些出入境的窗口申办证件人数增长较快。请问如何更好服务保障内地居民办理出入境证件的需求?另外,我们也关注到一些国家对于中国入境的旅客采取了一些防疫限制措施,请问对中国公民的出境有何建议?谢谢。

刘海涛:谢谢你的提问。移民管理优化政策措施实施以后,内地居民可以旅游、访友等事由申办普通护照以及申请赴香港商务旅游签注。1月8日以来，内地居民申办出入境证件人数一共是135.1万，较政策实施前增长了129.4%。其中，普通护照的申请是35.3万人，较政策实施前增长了89.8%。往来港澳台的证件签注申请99.8万，较政策实施前增长了147.6%。为积极应对政策调整后的出入境证件申请量的增长，各地公安机关出入境管理机构，按照国家移民管理局的部署要求，及时采取发布办证指南、加强流量监测、实行网上预约和错峰分流、增开办证窗口、延长办公时间、优化手续流程、加强服务引导等措施，全力提供出入境证件办理的服务。全国3 200多个公安出入境窗口，目前秩序井然。我们预测，春节将至，内地居民赴境外旅游、探亲等需求会进一步增长，申办出入境证件的人数近期将会继续稳步上升。国家移民管理局将动态调整管理服务措施，为申请人顺利出行提供必要的便利。

近期，部分国家对我国入境旅客采取了防疫管理出入境限制措施，包括要求提供行前核酸检测阴性证明、阳性人员实行入境后集中隔离、限制入境等。我们提醒广大出入境人员，提前了解相关国家入境政策，合理选择安排出行国别、时间，防止造成出行不便，避免不必要的损失。谢谢。

总台央视中文国际频道记者：我们注意到近期一些国家对中国采取了一些入境限制措施。中国对此表示不满，并且采取了对等的一些措施。请问这样做的考虑是什么？

吴玺：疫情发生以来，我们一直是根据疫情形势的发展变化来因时因势动态调整我们的政策，我们对所有的国家都是一视同仁的。

中方宣布"乙类乙管"以后，有很多国家都表示欢迎，泰国、马尔代夫、文莱、俄罗斯、柬埔寨等国都纷纷表示希望尽快恢复更多的直航航班,热切地期盼中国游客到访。1月9日,泰国副总理率政府高官到机场来欢迎我们"乙类乙管"以后第一班到达泰国的旅客,现场还悬挂了"中泰一家亲"等这样的横幅。这样的场面是对我们中国抗疫政策表示了信心和支持,也体现了我们与这些国家的友好关系。

但是很遗憾,有少数国家罔顾科学和事实,单独对中国采取了入境限制政策,对此我们当然是不能接受的。我想世界上也没有哪一个国家会允许其他国家对自己的国家来实施歧视性的政策,我们中方对这些国家采取的对等措施,目的是维护中国公民的正当权益,也是为了维护国家之间人员的正常往来。事实上,我们对有关国家因外交、公务或者紧急商务等事由来华的也作出了妥善安排,我们希望有关国家能够尽早取消专门针对中国的歧视性措施,同中方一道确保双方的人员往来,确保两国关系的积极发展。

在此我也想重申一下,中方是积极支持扩大中外人员往来的,并且将会继续为来华经商等人员提供便利,我们理解各个国家采取合理的防疫措施,我们反对的是采取歧视性的做法或者是把疫情政治化。谢谢。

健康报记者:刚才专家提到,BQ.1、XBB 变异株已经成为一些国家的优势毒株,放开入境限制之后,这些变异毒株一旦传入国内,是否会引发新一轮的疫情流行? 老百姓应该如何做好自身防护? 谢谢。

陈操:感谢你的提问。其实这个问题也是大家最近非常关注的一个问题。很多人刚刚经历过新冠病毒感染,可能都出现了咽痛、发热、咳嗽,甚至出现了全身不适的情况。其实这些都是人体免疫系统对抗新冠病毒感染的一种应答反应。在短期内或者说在相当长的范围内,免疫系统对新冠病毒的感染是有免疫记忆的,这种记忆体现在我们可以产生高水平的中和抗体、免疫记忆细胞等等。所以在这样的情况下,即使出现了新的奥密克戎变异株,引起本土大规模流行的可能性极低。

但是,对于一些脆弱人群,还有一些高风险人群,比如 65 岁以上的老人,有基础病的患者,没有接种疫苗的人员,可能会出现由于新的奥密克戎毒株的输入而造成感染,甚至二次感染。所以在这里我要提醒广大公众,既不要轻视也不要恐慌,我们在现阶段仍要做好个人防护,尤其是有老人同住的家庭,一定要注意好环境卫生,做好手消毒、勤通风、慎聚集。另外,一定要注意作息规律,保持良好的心态。我们在对自己负责的同时,其实也是在保护身边的人。在这里也要提醒一下,党政机关和企事业单位,也要督促员工做好个人防护,提供必要的防护条件。要做好员工缺勤和病症情况记录,给员工以足够的休息时间和治疗时间,不要让员工带病到岗。同时,对公共环境和共用设施做好消毒。谢谢。

中国日报记者: 自 1 月 8 日起,新冠病毒感染"乙类乙管"优化移民管理政策措施开始实施,对中外人员的交流交往起到了积极的保障促进作用。但同时我们也注意到,近期一些国家对中国公民采取了限制性入境措施,请问对此有何工作考虑和举措?谢谢。

刘海涛: 谢谢你的提问。为平稳有序做好新冠病毒感染"乙类乙管"后移民出入境管理工作,自 2023 年 1 月 8 日起,国家移民管理机构已及时恢复受理审批外国人申请普通签证延期、换发、补发,停留证件签发、换发、补发,居留证件的签发、延期、换发、补发,申请人确有紧急需求的,可循加急程序办理;恢复口岸签证签发,恢复实行 24/72/144 小时过境免签政策。目前,上述政策措施已顺利实施,社会各界对此反响热烈、普遍欢迎。自新政策实施以来,外国人入出境10.5万人次,签发签证证件1.5万件次,比新政策实施前分别增长了38.9%、106%。

但同时,中方发布新冠病毒感染"乙类乙管"总体方案和优化中外人员往来暂行措施以后,少数国家针对中国公民入境采取过度和歧视性的限制措施,对此我们坚决反对并已采取对等措施。国家移民管理机构自1月11日,暂停签发韩国、日本公民来华口岸签证,暂停实行72/144小时过境免签。我们认为,各国的防疫管理措施应当科学适度,不应有歧视性做法,不应影响国际正常的人员流动和交流合作。

中国始终坚持对外开放,欢迎外国朋友来华学习、工作,从事商贸、科研、学术交流、创新创业等活动。国家移民管理局将适应出入境人员新期待新需求,为外国人来华在华、入出境及停居留提供必要的便利,保障中外人员正常往来,更好服务促进经济社会高质量发展。谢谢。

每日经济新闻记者: 新型冠状病毒感染调整为"乙类乙管",且不再纳入检疫传染病管理后,如何有序稳妥恢复各口岸运行? 谢谢。

李政良: 谢谢您的提问。疫情发生以来,海关总署会同国家有关部门指导口岸所在地人民政府,统筹推进边境口岸疫情防控和货物顺畅通关,严格落实陆路口岸"客停货通"政策,严格按程序办理口岸临时关闭和恢复开通手续,有力保障了防疫物资、民生物资、工程机械等重点物资出入境,在确保边境口岸安全前提下持续提升口岸过货量,为疫情防控和经济社会发展做出应有贡献。

1月8日新型冠状病毒感染实施"乙类乙管"且不再纳入检疫传染病以后,按照国务院联防联控机制的工作安排,海关总署积极指导口岸所在地人民政府按程序有序稳妥恢复开通边境口岸和毗邻港澳口岸客、货运功能。首批恢复开通的边境口岸和毗邻港澳口岸运行平稳有序,为人员往来和贸易发展提供了安全便利的口岸通关服务。谢谢。

中国青年报记者：据报道，国内已经有部分地方检测出奥密克戎 XBB 变异株，目前这个变异株是否在国内会形成流行趋势？以及如果感染这个变异株的话，症状如何？谢谢。

陈操：感谢您的提问。我国新冠病毒变异株监测数据显示，从 2022 年 12 月 1 日到 2023 年 1 月 12 日，我们国家仅监测到 1 例本土 XBB 感染病例。同期，就输入病例而言，从 2022 年 12 月 1 日到 2023 年 1 月 12 日，我们监测到 XBB 及其亚分支的输入病例有 33 例，他们来自 20 个国家和地区。从输入风险来看，未来或后续一段时间，我国面临输入 XBB 及其亚分支的风险，引起本土关联病例风险较大。但就目前我们国家监测的数据来看，XBB 并没有形成本土流行。就目前的研究数据显示，虽然 XBB 传播力较强，但是感染了 XBB 以后，产生的症状跟其他奥密克戎毒株相似，致病力并没有出现明显增加。谢谢。

主持人：时间关系，最后再提两个问题。

广东广播电视台记者：随着中外往来交流的增加，会有更多人考虑国际出行，请问在乘坐长途飞机旅行过程当中应该如何做好防护？国家又在相应方面做了哪些准备？谢谢。

孔繁伟：谢谢您的提问。当前，全球疫情尚未结束，旅客出行仍需要做好个人防护，特别是在机场、航空器等人员密集场所，一定要强化防护意识。中国民用航空局修订了第十版疫情防控技术指南。根据目前形势，调整优化了相关防控措施。在售票环节，要求执飞来华航班的中外航空公司主动告知旅客来华要求和防控政策。在机上防控环节，要求做好盥洗室消毒、机上垃圾处理。通过机上广播提示旅客科学佩戴口罩,尽量减少走动,不换座,身体不适主动申报。在机场防控环节,继续保留机场公共卫生干预措施,加强航站楼通风消毒和人员引导,鼓励引进自动化消毒设备和无接触式服务设备,实施登机前手部消毒,持续优化工作流程,提升服务保障效率。在此也提示旅客朋友们,出行前要主动了解目的地国家疫情防控政策,做好个人健康管理,乘机期间佩戴口罩,途中加强个人防护。

中国民用航空局将结合疫情发展态势,落实好常态化防护措施,进一步统筹安排运力,发挥好民航保通保畅职能,为中外往来旅客营造高效、健康、安心的出行环境。谢谢。

主持人: 谢谢,最后一个问题。

香港经济导报记者: 我们注意到,现在公布的中外人员往来措施是暂行措施,这些措施大概会持续多长时间呢? 未来是否会做进一步的优化? 谢谢。

吴玺: 过去三年,其实中外人员往来的措施一直是在动态调整过程当中的,我们也会继续密切关注疫情形势变化,科学研判相关情况,因时因势持续优化中外人员往来的相关安排,为促进人员正常往来尽我们最大的努力。

"外交为民"是我们的宗旨,我们将继续坚决贯彻落实党中央的决策部署和方针政策。我们也感谢广大人民群众对我们工作的理解和支持,我们将一如既往坚定捍卫国家利益和民族尊严,坚决维护人民利益。

明天就是农历小年了,在此代表我们联防联控机制外事组的所有同事们给大家拜个早年。另外,也利用这个机会,祝愿我们广大的海外同胞新春快乐,吉祥如意,无论你走到哪里,祖国永远在你身边。谢谢。

主持人: 谢谢。今天的发布会,几位嘉宾介绍了中外人员往来管理措施的有关情况,再次感谢各位,后续我们还将继续召开联防联控机制的新闻发布会,欢迎大家继续关注。今天的发布会到此结束,谢谢大家。

国务院联防联控机制就重点人群健康保障有关情况举行发布会

（第211场）

一、基本情况

时　间	2023 年 1 月 14 日
主　题	介绍重点人群健康保障有关情况
发布人	国家卫生健康委医政司司长　焦雅辉
	国家疾病预防控制局监测预警司司长　杨峰
	中国疾病预防控制中心免疫规划首席专家　王华庆
	上海市卫生健康委主任　闻大翔
主持人	国家卫生健康委新闻发言人、宣传司副司长　米锋

二、现场实录

主持人：各位媒体朋友，大家下午好！欢迎参加国务院联防联控机制举办的新闻发布会。

做好医疗救治是实施"乙类乙管"后应对疫情的关键。

要面向老年人、孕产妇、儿童、基础病患者等重点人群，做好健康监测和分级分类服务，做到早发现、早干预、早治疗；要落实三级医院分片包干责任制，畅通重症转诊绿色通道，中西医结合救治患者，进一步提高老年人疫苗接种率，降低重症率和病亡率；要高度关注农村地区，落实"五级书记"抓疫情防控的机制，发挥县医院龙头作用，做好分级分类救治，通过下沉巡诊、远程协作等方式，提升农村地区医疗服务能力；要倡导继续做好个人防护，保持良好卫生习惯。

今天发布会的主题是：重点人群健康保障有关情况。

我们请来了：国家卫生健康委医政司司长焦雅辉女士；国家疾病预防控制局监测预警司司长杨峰先生；中国疾病预防控制中心免疫规划首席专家王华庆先生；上海市卫生健康委主任闻大翔先生，请他们共同回答记者的提问。

下面，请各位记者朋友举手提问，提问前请先通报所在的新闻机构。

中新社记者：请问实行"乙类乙管"以后全国各级医疗机构开设发热门诊的总体情况，就诊人次有什么变化趋势？门急诊又有什么变化，这些变化能说明什么？谢谢。

焦雅辉：谢谢您的提问。现在二级以上医疗机构一共开设发热门诊1.64万个，基层医疗卫生机构开设发热门诊或者发热诊室4.31万个。全国发热门诊的诊疗量在2022年的12月23日达到高峰，是286.7万人次，之后是持续下降，到2023年1月12日回落到47.7万人次，较峰值时数量减少83.3%，目前各省（自治区、直辖市）和新疆生产建设兵团发热门诊和诊室的就诊人数均呈现达峰以后整体下降趋势，农村地区也呈现下降趋势，就是城乡的趋势是趋同的。发热门诊新冠阳性感染者的检出比例也持续下降，峰值是2022年12月20日33.9%的检出率，到2023年1月12日下降到10.8%，这个趋势表明发热门诊高峰已经过去。

急诊的情况总体呈现了达峰以后持续下降趋势。全国急诊诊疗人次在2023年1月2日达峰152.6万人次，之后持续下降，2023年1月12日下降到109.2万人次，较峰值时下降28.4%。急诊当中新冠阳性感染者的检出率由2022年12月22日的峰值8.8%，之后稳步下降到2023年1月

12 日的 2.9%。这一数据显示全国急诊高峰已经过去。

门诊情况来看，整体呈现出正常诊疗正在逐步恢复态势。2023 年 1 月 12 日全国普通门诊诊疗总人次 913.5 万人次，基本恢复到疫情前的水平。门诊患者中新冠阳性感染者占比在 2022 年 12 月 19 日峰值是 5.7%，之后持续下降，2023 年 1 月 12 日占比 0.9%。普通门诊日诊疗量持续增加，目前正常诊疗正在逐步恢复当中。谢谢。

人民日报记者：依据《中华人民共和国传染病防治法》，疫情信息应向社会公布，实施"乙类乙管"后新冠病毒感染疫情信息如何发布？应该发布哪些内容？谢谢。

杨峰：这个问题大家很关心，根据《中华人民共和国传染病防治法》规定，新冠病毒感染实施"乙类甲管"期间，疫情信息每日对外公布，实施"乙类乙管"以后，新冠病毒感染疫情信息对外公布的方式调整为与其他乙类传染病保持一致。由国家疾病预防控制局授权中国疾病预防控制中心在中心网站上对外发布。内容包括现有住院病例数、现有重症（含危重症）病例数、死亡病例数以及新冠病毒疫苗接种信息。谢谢。

东方卫视记者：当前医疗救治强调"关口前移"，能够有利于更早发现和识别风险人群。请问如何推动新冠重症感染者在社区层面能够"早发现、早识别、早干预、早转诊"，做到"关口前移"的关键点有哪些？谢谢。

闻大翔：谢谢你的提问。正如你所说"关口前移"是做到"四早"的关键点，从上海来说，尽可能发挥社区卫生服务中心基础和网底作用是实现"四早"的抓手。主要做了三方面工作：

一是扩容配置，夯实社区新冠救治基础。上海市所有的社区卫生服务中心共开设了 2 881 间发热诊室,采取中午"连一连"、晚上"延一延"以及一周 7 天开诊的措施,承载了全市超过 50% 的发热门诊的工作量。另外,在物资配置上将解热镇痛药、抗病毒药物、氧气供应、指脉氧仪等等物资在配置和发放上向社区倾斜。目前,上海市社区卫生服务中心设置了 6 300 多个吸氧位,输液位 11 292 个,雾化治疗位 903 个,配置了心电监护仪器 1 200 多台,指脉氧仪配置了 4.9 万个。另外,全覆盖地配置了数字摄影仪(DR),对有条件的社区卫生服务中心配置了 CT,目前配置 40 余台,预计年底前加到 50 台左右。上海闵行区的 14 家社区卫生服务中心全部配置 CT,这有一个很大好处,让患者在家门口就能通过肺部影像检查早期发现,避免患者都扎堆到二三级医院排队做影像学检查。

二是"关口前移"上加强重症早期发现、治疗和分流。推进"早发现",依托街镇网格化管理,加强社区重点人群和新冠感染者的健康监测,血氧饱和度监测纳入重点人群感染的监测内容中,截至现在监测 44.5 万人次。在"早治疗"方面,社区为患者提供氧疗 6.5 万人次,雾化吸入 2 400 人次,输液和注射治疗超过 18 万人次,培训社区医务工作者让他们掌握和了解抗病毒药物的使用方法和适应证、禁忌证等等,这样对有适应证的新冠感染者,特别是有重症的高危因素或者有向重症发展倾向的患者能够及时用上抗病毒药物。在药物配送上,我们向社区倾斜,目前为止向社区卫生服务中心发放了超过 6 万盒抗病毒药物,包括 Paxlovid 和阿兹夫定,已经使用近 4 万人份。"早分流"方面,我们建立了 120 的家庭医生呼叫的优先通道,将症状加重的感染者及时转运至上级医院进行诊疗,全市目前开设了社区卫生服务中心病床 1.5 万张,过去一个月里又新增了 2.6 万张家庭病床,这些举措有效缓解了二级和三级医院的住院医疗服务压力。

三是资源协同提升社区新冠救治能力。社区卫生服务中心全部纳入到医联体管理的范畴之内,对口的二级、三级医院通过驻点巡诊、专家派驻和远程会诊等方式提高社区对重点人群的识别、诊断和处置能力。另外加强对基层医务工作者的专业技术知识培训,共培训 1.6 万人次。谢谢。

凤凰卫视记者:此前经历疫情高峰的城市短期医疗需求增长较快,不同程度出现了供需矛盾。请问,现在全国各级医疗机构新冠感染者收治住院的总体情况如何?谢谢。

焦雅辉:谢谢您的提问。根据我们的监测数据显示,现在住院的新冠感染者的数量呈现出连续下降的趋势。在 2023 年 1 月 5 日达到了住院新冠感染者峰值 162.5 万人,之后连续下降,2023 年 1 月 12 日回落到 127 万人。其中二级以上医疗机构收治了 117 万人,定点医院和亚定点医院收治 10 万人,在院新冠感染者占比呈现出连续下降趋势。2023 年 1 月 3 日达到峰值 27.5%,之后持续下降,2023 年 1 月 12 日回落到 21.7%,较峰值时期下降了 5.8 个百分点。谢谢。

21 世纪经济报道记者:60 岁以上的老年人在感染新冠以后容易引发重症,在疫情流行期除了积极接种疫苗外,老年人还有哪些有效防护措施?谢谢。

王华庆:谢谢这位记者的提问。老年人是新冠感染患重症的高风险人群,因此也是重点防护人群。除了普及新冠病毒疫苗接种外,其他防护措施像戴口罩、手卫生,少去聚集场所,保持社交距离,每天做好通风这些措施还不能放松,因为新冠还在流行,我们期望通过这些措施减少感染新冠病毒的风险。另外,老年人免疫力比较弱,也是像流感、肺炎球菌等引起呼吸道疾病的脆弱人群,出现重症的比例比较高,所以除了采取疫苗接种的措施外,前面提到的这些措施也非常重要。在三年的新冠流行中,可以看到流感通过非疫苗的防控措施已经降到比较低的流行程度,所以还是要采取非疫苗的防控措施,让老年人尽量少感染,得到一定的防护。

新华社记者:当前疫情防控工作的重心是"保健康、防重症",截至目前全国现有新冠重症病例多少? 医疗机构现有床位数能否满足重症救治需要? 对重症病例的救治工作进展如何? 谢谢。

焦雅辉:重症患者的救治始终是工作的重中之重。我们指导各地建立重症、危重症患者的综合救治体系,我们建立国家级、省级专家日会诊巡诊制度。另外,重症患者的救治还要强调"关口前移"。在治疗新冠感染导致的重症肺炎的同时,坚持新冠感染和基础疾病并重的治疗方式,多学科诊疗。

通过监测数据显示,发热门诊达峰 2 周后,在院的新冠阳性重症患者数量也达到峰值,之后呈现缓慢下降趋势。目前在院的重症患者的数量仍然处于高位。2023 年 1 月 5 日,在院新冠阳性重症患者数量达峰12.8 万人,之后连续波动下降,到 2023 年 1 月 12 日在院的阳性重症患者人数回落到 10.5 万人,重症床位使用率是 75.3%,重症床位能够满足救治的需要。2023 年 1 月 12 日在院的新冠阳性重症患者当中,基础性疾病重症合并新冠病毒感染的为 9.7 万人次,占比 92.8%。新冠病毒感染的重症患者是 7 357 人,占比是 7%。

从数据分析来看,新冠病毒感染的重症患者有以下几个方面的特点:一是以老年人为主。年龄最大的 105 岁,平均年龄 75.5 岁。60 岁及以上的占比是 89.6%。二是普遍合并有多种基础疾病。具有一种基础疾病的患者占比 40.7%,两种基础疾病的占比 24.6%,三种及以上基础疾病占比34.8%。多数基础性疾病是心脑血管疾病,内分泌系统疾病和呼吸系统疾病。谢谢。

中国日报记者： 此前发布会多次强调老年人、儿童、孕产妇、慢性基础性疾病患者是当前健康服务的重点人群，请问在具体工作中怎样找到这些重点人群。找到之后又会为他们提供哪些健康服务？谢谢。

闻大翔： 谢谢您的提问。重点人群的确是需要保护的人群，这也是国务院联防联控机制工作部署，以上海为例，首先成立了工作专班，推进重点人群的摸底调查，然后进行分类管理。上海 65 岁以上老年人，有 94% 已经完成家庭医生签约，依托签约服务工作基础上，依据老年人电子健康档案，实施健康调查和人群分类标记。另外，加强信息整合，整合老年人的一些基本信息以及疫苗接种、失能失智、疾病诊疗等健康大信息数据，分批下推，提升社区调查效率。摸底调查和健康监测不仅仅是医疗卫生部门的事情，各方协同推进，协同街镇、居村委通过电话核实、入门调查等形式做到拾遗补缺，协同民政部门把养老机构、护理院进行对接，摸清住院老人健康情况。以上海为例，共有 399 万 65 岁以上老年，确定其中 102 万是重点，我们称之为高风险人群，93 万是次重点人群，一般人群是 204 万。除此以外，还同时排摸了孕产妇 8.6 万人，新生儿 1.3 万人，肿瘤放化疗患者 10.7 万人，以及血液透析患者 1.1 万人，养老机构和护理院共 10 万人。这些重点人群都已经完成了摸底、建档。在此基础上强化对他们的健康监测，全部纳入到社区（居）村委、家庭医生和民警组成的三人小组网格化管理范围内，开展家庭医生的"社区关爱活动"，各社区卫生服务中心建立了 24 小时健康热线服务，定期联系这些重点人群，掌握他们的健康状况，加强居家治疗和健康指导，一旦出现新冠感染或者基础疾病加重需要住院治疗的患者，及时协助他们就诊。谢谢。

北京日报记者： 之前新闻发布会上有专家表示过单靠感染新冠病毒产生的免疫力要弱于感染病毒加接种新冠病毒疫苗的免疫力，在新冠病毒流行期间哪些人更应该通过接种新冠病毒疫苗获得重点防护？谢谢。

王华庆：谢谢这位记者的提问。新冠病毒感染后，各个年龄段、各类人群都会出现重症，有的也会出现死亡。但我们看到有一些人群出现重症和死亡比例比较高，这些人群是在新冠防控过程中一直作为重点人群来进行防护。根据三年多的流行病学监测，以下人群感染新冠病毒后住院风险、重症风险、死亡风险比较高，一个是老年人，另一个是有基础性疾病的人，还有免疫功能低下的人等。其中，老年人呈现一个特点是，年龄越大重症、死亡风险越高。在有基础性疾病人群中，心血管疾病、慢阻肺、癌症、糖尿病、高血压患者出现重症死亡风险比较高。所以新冠流行过程中，老年人、有基础性疾病的人和免疫功能低下的人群一直是重点防护对象，除了采取非疫苗的防控措施外，接种疫苗是做好防护的最优先措施。所以我们建议没有完成疫苗接种的这些需要重点保护的人群尽快地去完成疫苗接种，包括加强针的接种。谢谢。

健康报记者：春节将至，人口流动加大，城市务工返乡人员增多，增加了疫情传播扩散风险。农村医疗卫生机构特别是乡镇卫生院对于新冠重症患者是否有救治和转诊能力。对于这个层级的医疗机构我们给予了哪些指导和帮助？谢谢。

焦雅辉：谢谢您的提问。乡村两级医疗卫生机构是农村疫情防控和医疗救治的第一道防线，也是最重要的基础。我们围绕"早发现、早识别、早处置、早转诊"，主要做了以下几个方面工作：

一是在人员准备方面。通过科学安排班次轮换，临时招聘，组织二三级医院下派，互助支援等方式稳定和扩充基层医疗卫生机构人员队伍。同时制定了《新型冠状病毒感染基层诊疗和服务指南（第一版）》，加强基层医务人员培训，重点提高早识别和早转诊的能力。

二是在药品准备方面。我们建立了监测和调度机制，动态掌握乡镇卫生院的药品储备和使用情况,及时进行通报和提醒,督促加强药品配备。从目前了解到的情况看,乡镇卫生院药物配备状况持续改善,药品配备紧张的情况得到了很大程度缓解。

三是在相关设备配置方面。推动加强基层医疗卫生机构氧气袋、氧气瓶、制氧机、指脉氧仪这些仪器设备的配备和使用。我们会同相关部门为每一个村卫生室免费配备指脉氧仪2个,共117万个将今天全部发放到位。目前正在会同相关部门研究为每个乡镇卫生院免费配送制氧机。

四是在转诊方面。要求县域内建立重症患者转运专班,确保就诊急救电话24小时拨得通、有车派、出车快,每个乡镇卫生院至少要配备一辆救护车,接受120统一指挥调度,推动乡镇落实属地责任,组建非急救转运车队,保障普通患者转运需求。目前正在研究加强基层卫生机构小分子抗病毒药物配备,进一步提升基层卫生机构的医疗救治能力。谢谢。

海报新闻记者: 根据媒体报道,日前许多知名专家都下沉到社区医疗卫生机构去指导疫情防控。请问知名专家下沉到社区能够发挥到什么样的效果,起到什么作用。除了专家下沉,还有哪些方法可以帮助到社区呢?谢谢。

闻大翔: 谢谢您的提问。知名专家下沉到社区进行现场的面对面、手把手地指导,发挥了很好的作用,主要提高了社区医务人员对新冠感染救治的认知和诊治水平。从上海来说,组建132名市级专家和579名区级专家按照片区,开展视频会诊、双向转诊以及下沉指导,加强市区两级医疗机构对重症患者的救治,以及对社区卫生服务中心的指导。

为了加强专家与基层医疗机构的联系,我们派出了像瑞金医院的陈尔真教授、华山医院的张文宏教授,中山医院重症监护主任钟鸣教授、仁济医院的皋源教授等一批近年来一直在新冠抗疫和治疗中有丰富经验的专家,直接到社区面对面指导基层医务人员,如何更早地识别新冠感染者向重症转变,以及指导他们在氧疗、小分子抗病毒药物治疗等。从效果来看,社区基层医生都感觉收获很大。

另外,我们也建立了每日重症患者专家会诊,建立日清单和院内专家多学科联合诊治的多项制度,并进行贯彻落实。在过去一个月里,上海市级专家共进行培训 43 次、巡诊 216 次、会诊 333 次。提请全市大会诊 126 次。区级专家也对社区进行指导,进行专题培训 133 次,现场巡诊 137 次,远程会诊 698 次,指导社区医生在现场对患者进行治疗 3 283 例。应该说,专家能够到现场指导,也是增强了患者战胜疾病的信心。谢谢。

澎湃新闻记者: 有网友反映目前对外发布的疫情信息与群众感受不一致,接下来新冠病毒感染疫情监测和信息报告将如何开展? 如何保证信息的客观真实? 谢谢。

杨峰: 谢谢你的提问。为做好新冠病毒感染"乙类乙管"后疫情信息报告和监测工作,国务院联防联控机制印发了相关通知,进一步压实各地责任,继续以中国疾病预防控制信息系统网络直报为主体,做好医院就诊病例的监测和报告。同时,继续开展病毒株变异监测、哨点医院监测、核酸和抗原的检测与监测、部分医疗机构门急诊监测、重点机构监测、重点人群哨点监测等多种形式的监测,以及时掌握疫情趋势变化和病毒变异株的情况,为疫情防控提供基础支撑。

根据《中华人民共和国传染病防治法》规定和《传染病信息报告管理规范(2015 年版)》要求,督促各地认真落实疫情信息报告工作,要求责任报告单位和责任报告人依法、及时、规范报告新冠病毒感染疫情信息。谢谢。

中国教育电视台记者：有网友反映刚刚接种了新冠病毒疫苗就发现自己阳了，请问这种情况会增加安全风险吗？谢谢。

王华庆：首先我们需要强调，如果抗原检测或者核酸阳性，近期内不建议接种新冠病毒疫苗，这主要是基于从保护作用的必要性来考虑。之前，很多研究显示感染后近期再感染发病的情况少见。新冠流行期间，我们看到各个国家还有一些地区在持续地推进新冠病毒疫苗接种工作，不会因遇到感染状况不清的情况而停止新冠病毒疫苗接种。从目前的监测和研究结果显示，没有发现在新冠病毒流行期间接种新冠病毒疫苗，导致出现不良反应增加的风险。谢谢。

中央广播电视总台 CGTN 记者：关于新冠感染死亡判定标准的问题，国际国内都非常关注，请问我国新冠感染死亡病例的判定标准是什么？与国际上是否一致？谢谢。

焦雅辉：谢谢您的提问。自 2020 年以来，我国始终坚持将新冠病毒核酸阳性的死亡病例判定为新冠病毒感染相关死亡病例。该标准与世界卫生组织以及其他主要国家的判定标准基本一致。新冠病毒感染相关死亡病例归因分析分为两类：一类是新冠病毒感染导致呼吸功能衰竭死亡，另一类是基础疾病合并新冠病毒感染死亡。谢谢。

中央广播电视总台央视记者：本轮疫情以来，是否做了相关统计，目前全国新冠死亡病例的总体情况如何？谢谢。

焦雅辉:谢谢您的提问。2022年12月8日以来,按照党中央、国务院决策部署,将疫情防控重点从"防感染"转变为"保健康、防重症",紧紧围绕医疗救治,特别是重症患者医疗救治这一工作重点,全力以赴组织开展医疗救治工作,充分发挥过去三年积累的医疗救治成功经验和有效措施,坚持早干预、早治疗,中西医结合,多学科诊疗,新冠病毒感染和基础疾病治疗并重,千方百计提高治愈率、降低病亡率。为科学分析研判疫情影响,我们要求医疗机构一方面集中精力实施患者救治,同时,科学、实事求是做好死亡病历资料的整理、收集、分析和上报。为了提高医疗机构报告效率,我们组织开发了医疗机构死亡病例信息报告平台,于2022年12月31日投入使用。医疗机构自2022年12月31日起,每日报告前一日新冠病毒感染相关死亡病例情况,没有死亡病例的实行零报告。另外,我们要求医疗机构将2022年12月8日至12月29日期间新冠病毒感染相关死亡病例进行了统一收集、汇总和上报。由于数据信息量比较大,为了更加科学、客观、实事求是地反映我国新冠病毒感染导致的死亡情况,本着对人民群众负责的态度,我们组织专家对死亡病例进行了系统分析,因此耗时比较长。

通过分析显示,2022年12月8日至2023年1月12日,全国医疗机构累计发生在院新冠病毒感染相关死亡病例59 938例,其中新冠病毒感染导致呼吸功能衰竭死亡病例5 503例,基础疾病合并新冠病毒感染死亡病例54 435例。死亡病例平均年龄80.3岁,65岁及以上约占90.1%,其中80岁及以上约占56.5%,死亡病例中90%以上合并有基础疾病,主要合并疾病为心血管疾病、晚期肿瘤、脑血管疾病、呼吸系统疾病、代谢性疾病、肾功能不全,由于冬季本身是老年人呼吸系统疾病高发和心脑血管疾病加重季节,近期与新冠病毒感染相叠加,因此老年人的病亡人数比较多,这提示我们要更加关注老年患者,尽最大努力挽救患者生命。下一步将按照"乙类乙管"传染病有关规定,及时更新相关数据信息并向社会公布。谢谢。

香港经济导报记者：分级诊疗是我国医改的一项重要制度，请问当前医疗救治中分级诊疗如何发挥作用？不同层级医疗机构如何对人群提供分级分类诊疗和服务？谢谢。

闻大翔：正如你所说，分级诊疗一直是我们国家医改的重要内容和任务之一。在这次的救治工作中，上海市依托医联体，长期坚持和完善社区卫生服务中心、区级医疗机构和市级医疗机构三级的分级诊疗体系建设，不断地夯实基层首诊、双向转诊、上下联动的资源协同和联动机制。这里主要分两部分内容：

一是明确市、区、社区各级医疗机构职责。社区卫生服务中心主要是负责排摸重点人群，划定健康风险等级，开展健康监测管理，承担常见疾病的首诊和转诊。区级医疗机构主要对社区卫生服务中心提供人员、技术支撑，以及开展急危重症的抢救和疑难杂症的向上转诊工作。市级医疗机构则主要承担危重症患者和疑难杂症的诊断和治疗。同时对区级医院和基层医疗机构提供技术支持。

二是构建新冠病毒感染者分级诊疗的服务网络。在上海每个服务网络是由一家市级综合医院、一家区级综合医院和数家社区卫生服务中心组成。目前全市249家社区卫生服务中心和53家区级综合医院、17家市级综合医院分别建立了三级对口的联动机制，畅通了双向转诊，落实新冠病毒感染者的基层首诊、有序转诊。另外，依托全市4个区域性的中医医联体网络，在医疗救治中积极发挥中医药的作用。同时，全市5个儿科医联体发挥着区域辐射能力，加强了儿童新冠感染者的救治工作。谢谢。

澳门月刊记者：请问感染过新冠病毒并已痊愈的老年人后续是否还应该接种疫苗？需要间隔多久接种？谢谢。

王华庆：谢谢记者的提问。之前我们也说过，从现有的研究证实，单纯的新冠病毒感染产生的免疫力弱于自然感染和疫苗接种产生的混合免疫力。按照目前的规定，感染过新冠病毒并已痊愈的未接种新冠病毒疫苗的老年人，后续于感染间隔 6 个月以上接种一剂次疫苗。大家知道现在情况也在发生变化，后续我们会根据新冠防控的需要、疫苗免疫效果研究的结果，结合感染前接种新冠病毒疫苗情况，不断完善免疫策略，包括接种的间隔、接种的剂次等相关内容。谢谢。

南方都市报 N 视频记者：县级医院在农村地区的医疗服务体系中发挥着龙头作用，请问目前全国县级医院收治新冠重症患者的总体情况如何？人员、药品、设备储备是否充足？接下来如何进一步提升对新冠病毒感染重症患者的救治能力？谢谢。

焦雅辉：谢谢你的提问。到 2023 年 1 月 12 日的时候，县域内 5 000 多家二级医疗机构、定点医院、亚定点医院共计收治新冠感染者 30.1 万人，占全部新冠感染者的 23.7%，呈现出 7 天连续下降的趋势。县域内新冠阳性重症患者是 1.58 万人，占全国总数的 15.1%，其中新冠病毒感染重症是 518 例，占全国新冠病毒感染重症比例为 6.7%。

提升农村的新冠重症救治能力主要采取以下几个方面措施：一是充分发挥县医院龙头作用，做好包括床位、设备、设施以及人员准备，提升重症救治能力。二是依托已经形成的城乡医院对口支援工作机制，所有城市三级医院分区包片，和县医院建立一对一帮扶关系。我们要求城市三级医院和县医院要 24 小时连通远程医疗服务。在特殊时期，比如春节期间,三级医院还要派驻医务人员到县医院定点驻守。三是加大对农村地区的巡回和巡诊力度,早期发现重点人群特别是有基础疾病的老年人身体健康状况的变化,确保能够及时送医就诊。四是建立城市和县域之间支援和转诊机制以及绿色通道,确保农村的重症患者能够及时转诊、收治。谢谢。

主持人: 最后一个问题。

封面新闻记者: 特大城市人口密集、疫情传播扩散风险大,同时群众日常诊疗需求也很大,对于特大城市来说如何统筹新冠救治和日常诊疗,更好地满足人民群众看病就医需求。谢谢。

闻大翔: 谢谢你的提问。北京、上海就是特大型城市,在统筹做好新冠救治和日常医疗服务方面,上海主要是通过扩大医疗服务供给来服务人民群众就医需求。新冠救治方面,我们采取了一些措施:

一是挖潜能,提升发热门诊的服务能级,上海市社区卫生服务中心开了 2 881 个诊室,全力服务于市民,能够在家门口满足他们的医疗服务需求。

二是推进重症资源储备,全市二级以上的医疗机构共储备设置了重症床位 7 518 张,配备重症医护人员 9 502 人,另外 ECOM、有创无创呼吸机和 CRRT 等重症救治设备 42 000 多台。

三是加强培训,组织内科、儿科、急诊科等将近 1.8 万名医护人员接受关于重症治疗的培训,通过混合编组将他们作为重症救治梯队的补充力量。

在日常医疗方面,一是床位扩容。上海市卫生健康委要求,近阶段所有的公立医院,特别是综合性医院,包括社区卫生服务中心要提高床位的使用率。我们对二级、三级医院要求，床位使用率要提升到 95% 以上。在此基础上，通过院内病区和床位优化布局，进一步加床。同时，加强综合性医院和专科医院的医疗资源统筹调度，最大程度满足新冠救治和市民日常医疗的诊疗服务需求。

二是加强双向转诊，提高医疗资源使用效率。社区卫生服务中心通过扩容增加床位，收治一些来自社区的轻症患者，同时还接受由上级医院经过治疗以后病情稳定、需要康复治疗的患者。上级医院也要对社区卫生服务中心、养老机构、护理院等送来的患者及时收治。这样就形成了良好、有序的治疗和转诊秩序。

三是提升院前急救服务能级和转运效率。及时补充了 120 一线的急救力量，车组运力提升 80%，接线呼叫席位增加 50%。同时建立了非急救转运机制，迅速配备了 515 辆专用车辆，加快了院前急救和院内衔接。

四是推广互联网诊疗、配药、咨询功能。在 1 月上旬我们曾经单日最高互联网诊疗服务超过 4 万人次，有效缓解和减轻了医疗机构线下就诊压力。我就介绍这些，谢谢。

主持人：谢谢，今天发布会几位嘉宾介绍了重点人群健康保障的有关情况，再次感谢各位。后续我们还将继续召开联防联控机制新闻发布会，欢迎大家继续关注。

今天的发布会到此结束，谢谢大家！

国务院联防联控机制就重点人群健康保障有关情况举行发布会
（第 212 场）

一、基本情况

时　间	2023 年 1 月 16 日
主　题	介绍重点人群健康保障有关情况
发布人	北京医院呼吸与危重症医学科主任　李燕明
	北京协和医院临床营养科主任　于康
	北京大学第三医院妇产科主任　赵扬玉
	北京安贞医院常务副院长　周玉杰
	北京儿童医院急诊科主任　王荃
主持人	国家卫生健康委新闻发言人、宣传司副司长　米锋

二、现场实录

主持人：各位媒体朋友，大家下午好！欢迎参加国务院联防联控机制举办的新闻发布会。

疫情发生三年来，我国始终坚持人民至上、生命至上，也为国际抗疫做出重要贡献。2023 年 1 月 14 日，国家卫生健康委主任马晓伟与世界卫生组织总干事谭德塞通电话，就当前疫情防控工作交换意见。世界卫生组织赞赏中方在国务院联防联控机制新闻发布会公开发布疫情信息，同时也注意到，中国政府正在努力扩大对各类人群的临床治疗，包括重症监护。双方一致同意,继续加强疫情防控技术交流合作,共同维护全球卫生安全。

随着疫情防控进入新阶段,全国正在有序开展老年人、儿童、孕产妇、慢性基础性疾病患者等重点人群分级分类动态服务和"关口前移"工作。

要做到重点人群感染早发现早用药,做好定期联系服务和日常健康监测;重症风险人群早识别早转诊,畅通转诊通道;重症人群早干预早集中,加强急诊力量配备,对高危患者优先安排就诊,优化住院收治,保障患者住院需求和重症患者救治需要。

今天,我们特别邀请老年、妇幼、心血管、营养、儿童等领域的专家,解答重点人群常见的健康问题。

今天发布会的主题是:重点人群健康保障有关情况。我们请来了:北京医院呼吸与危重症医学科主任李燕明女士;北京协和医院临床营养科主任于康先生;北京大学第三医院妇产科主任赵扬玉女士;北京安贞医院常务副院长周玉杰先生;北京儿童医院急诊科主任王荃女士,请他们共同回答记者的提问。

下面,请各位记者朋友举手提问,提问前请通报所在的新闻机构。

中国日报记者: 据报道,去年以来全球多地都出现了新冠和流感共同流行的局面,在这样的情况下,老年人等重点人群如何做好新冠和流感的双重防护?谢谢。

李燕明: 谢谢您的提问。新冠病毒感染和流感都是呼吸道传染性疾病,二者有很多相似地方,二者临床表现相似,包括发热、全身酸痛和呼吸道症状,所有人群都是新冠病毒和流感的易感人群。老年人群是新冠和流感感染以后出现高危的重点人群,也是防护的重点人群。二者作为呼吸道传染病传播途径类似,通过飞沫和接触传播,因此防护手段也类似,主要包括外出时、去人多和密闭空间时要佩戴口罩,另外要注意清洁双手、多通风。同时新冠病毒感染和流感都是疫苗有效的疾病,接种疫苗是最经济、最有效的预防手段。现在正值冬季,是呼吸道传染病和感染性疾病的高发季节,春节期间人员流动性比较大,感染风险会增加。因此这里想提醒大家,这期间需要对两种呼吸道常见传染病做到共同预防、科学防护,让大家过一个平安春节。谢谢。

凤凰卫视记者:我们了解到,一些公众认为,在"阳康"之后需要继续用药巩固疗效,请问这样的做法是否正确?对于孕产妇特殊人群来说,巩固疗效的说法是否有必要?谢谢。

赵扬玉:谢谢您的提问。这个问题我们首先要了解,新冠感染以后,治疗的药物主要是对症,比如针对发热、腹泻、咳嗽等,如果这些症状都消失了,应该及时停药。药物一方面起治疗作用,同时还有一定的副作用。这里提醒孕妇"阳康"后继续注意防护,同时包括睡眠、营养均衡等,逐渐地、适当地、个体化地采取一些运动措施,量力而行,逐渐达到康复。谢谢。

南方都市报记者:网上有个说法,阳性康复之后应该坐一个"小月子"休养 30 天,这个说法有没有道理?康复之后营养搭配上有什么需要注意的地方?谢谢。

于康:非常好的一个问题。在"阳康"之后营养的管理应该继续进行,通过合理的营养来改善营养状况,加速康复,同时也提高生活质量。对于可以正常进食的朋友,"阳康"以后可以遵循《中国居民膳食指南(2022)》的基本原则,概括起来几个方面:一是尽量保持食物多样化,餐桌丰富多彩一点。二是保持良好的饮食习惯,比如每日三餐定时定量就餐,这是非常重要的一个习惯,要保持好。三是保证几个重要的营养物质或者食物的摄入,包括但不限于像优质蛋白质,每日三餐做好荤素搭配。还有新鲜的蔬菜、水果,应该做到餐餐有蔬菜、每天有水果,这也是大家应该掌控的基本原则。还有保持充足饮水,少量、多次、规律性饮水,保持良好习惯。

刚才这位朋友提到"阳康"之后像坐一个"小月子",如果这样的理解是一个进补的话,我想这样进补不是不行,但是切忌操之过急。因为在"阳康"后很多脏器,包括消化道的恢复还需要一定时间,太急、太多、太猛地补,或者出现暴饮暴食情况,可能会适得其反,欲速则不达,我们还是遵循从少到多、循序渐进的原则更加安全。希望大家放平常心态,慢慢恢复。

这里想特别提示一下,国家卫生健康委食品安全标准与监测评估司专门组织了全国的临床营养和中医专家,集体围绕康复期编了 4 期的食养方案,包括乏力、气促、嗅觉味觉减退等等非常有实用价值和科学参考价值,大家可以参考。谢谢。

中央广播电视总台央广记者: 儿童的新冠健康防护我非常关注,孩子得新冠以后,症状可能难以清楚表达,家长应该特别留意孩子哪些症状表现?出现什么样的症状我们就要警惕,有可能是病情加重的表现?谢谢。

王荃: 谢谢您对孩子的关注,以下几个方面是家长需要关注的:首先,精神状态,如果发现孩子精神很差、精神萎靡、嗜睡或者烦躁不安,甚至出现了呻吟,这些情况都是需要警惕的,可能有部分孩子出现意识障碍甚至抽搐,这都是家长要关注的。另一方面,呼吸的情况,当家长发现孩子呼吸频率明显加快,甚至出现了喘息、发憋或者出现了声音嘶哑,有的孩子咳嗽起来声音是破的,我们叫破竹样的咳嗽,或者像小狗一样犬吠样的咳嗽,甚至有的孩子出现发不出声音的情况,这些是要关注并及时就医的。有的孩子可能出现呼吸费力,家长可以观察孩子在吸气时是否有鼻翼扇动,对于小婴儿,是不是在呼吸的时候出现了点头样的动作,甚至是耸肩样的动作,这些动作都提示孩子有呼吸困难,我们一定要关注,及时带孩子就医。

另外还有其他的方面,比如孩子出现喂养困难、拒食、频繁呕吐、腹泻或者尿量减少,或者超高热,比如体温大于等于 41℃,或者是孩子持续高热不退,发热时间超过 3 天等等都需要关注。当孩子出现发热并且伴有新发皮疹的时候,也是需要关注的情况。谢谢。

中国青年报记者: 春节将至,很多人回家过年,请问旅途和返乡后儿童应该在防护方面注意什么? 春节期间聚餐比较多,给儿童哪些提示?

王荃: 建议尽量不要给孩子安排长途远行,如果孩子生病了就不要带他出行。出行前建议准备好口罩,还有一些免洗的手消或者消毒湿巾,家长出行前要了解目的地的疫情流行和人员流动情况,尽量不去人员流动过于聚集的地方,因为这样会增加孩子感染机会。如果乘坐公共交通工具出行,建议途中做好家长个人和孩子的防护,包括规范佩戴口罩,3 岁以下的孩子不常规推荐佩戴口罩,这个年龄段的孩子要做好他们的防护,要做好手卫生,尽量避免孩子到处乱摸,尤其是摸了其他东西之后再摸眼、口、鼻的行为要杜绝。如果可能的话要尽量保持安全社交距离,保持咳嗽、打喷嚏的卫生礼仪。

春节期间的聚餐、聚会无法避免,建议尽量少带或者不带低龄儿童参加这样的聚餐、聚会,如果外出聚餐尽量选择卫生条件合格的饭店。另外,应该保证孩子的饮食合理和食品安全,包括动物性的食品应该烧熟、煮透。如果要给小婴儿吃鱼,家长要尽量彻底剔除鱼刺。有一些年长儿童要吃鱼的时候,我们要提醒孩子们不要狼吞虎咽,避免造成伤害。春节期间要注意不要暴饮暴食,减少刺激性、过油、过甜食物的过多摄入。预祝大家度过一个幸福祥和、健康安全的节日。谢谢。

中新社记者: 感染新冠病毒之后是否会使心血管疾病等基础病加重,对于这部分患者来说他们应该如何关注自身健康状况? 出现什么症状要前往医院就诊? 谢谢。

周玉杰: 谢谢您的提问,这是广大心血管基础病患者共同关注的一个问题。

第一,感染了新冠以后,有基础心脏病的患者,特别是老年患者,血管内皮功能发生紊乱,血管斑块容易发生炎性反应,并且血栓的发生率可能也会增高,导致原有基础心脏病的加重。患者在咳嗽、发热的时间段容易合并低氧血症,一些老年心血管患者的症状是沉默型表现,有一种"消音器"效果,表现不像年轻人那么明显。

第二,基础病患者平时已经服用了一些药物,感染新冠又服用退烧药等,如果喝水少,水电解质平衡有时可能发生障碍。合并用药时会有重叠用药问题,治疗新冠病毒的药物和治疗基础心血管疾病的药物都在一条"高速公路"上代谢,它们有竞争的、有拮抗的,作用可能抵消、也可能互相增长,因此需要经过医生的指导来进行用药。特别是我们临床见到的一些心血管疾病患者,表现为合并低钠血症、低钾血症、一定程度的脱水,但患者没有注意及时适量去补充营养和电解质,所以均衡营养非常重要,特别是老年人的均衡非常关键。我们一定要知晓老年人餐桌上吃的是什么,一天吃进去多少,大概吸收多少,代谢和排出多少,促进平衡。在此基础上也有益于心血管疾病的控制,不然我们一边治疗基础心脏病,一边还要纠正营养和水电解质紊乱。所以每个心血管基础疾病的患者,如果得了新冠不要"等、拖、耗",一定要及时治疗、在医生指导下及时调药。谢谢。

封面新闻记者: 新冠病毒感染后是否需要额外补充营养产品,不同的人群在补充营养时有哪些需要注意的问题?谢谢。

于康: 谢谢您的提问。不管哪个时期,无论是感染期还是康复期,对新冠患者而言正常吃饭或者努力正常吃好饭永远是第一选择。当然因为某些情况,比如食欲差,或者进食量出现减少,特别是减少了三分之一或者二分之一以上,这种情况下我们主张在能吃饭的基础之上,可以额外选用肠内营养,现在在医院都可以获得特殊医学用途配方食品,当然也有口服的肠内营养制剂,这个可以在专业营养专家的指导之下来进行选择和补充。对某些特殊人群,包括老年人,还有感染前已经有明显的营养不良,还有一些人长期的低体重或者素食人群,一方面争取吃好饭是基础,另一方面,额外补充的肠内营养制剂可以作为一个重点选择,这里还涉及原来有糖尿病或者高脂血症、高血压的患者,还要对总营养素和总热量进行调整,以适合原来的治疗方案。谢谢。

中央广播电视总台财经节目中心记者: 当前,农村地区是疫情防控的重点,对于接受能力有限的老年人来说如何做好他们的新冠用药的指导与服务?谢谢。

李燕明: 谢谢您的提问。我国已经发布了《农村地区新型冠状病毒感染防控工作指南(乡村基层组织版)》,对于农村地区的防控提供了非常好的科学指导基础。农村地区相对城市的情况更加复杂,因此需要通过多渠道、多部门共同努力进行农村疫情防控。在农村地区首先要注意科普教育,农村地区和城镇不太一样,部分老年人对新冠病毒感染的基本知识掌握是有欠缺的,因此需要多部门、多渠道进行科普知识宣教。在宣教过程中有几点需要注意:一是形式上,最好用农村老年人听得懂、容易接受的语言,多用图片少用文字。二是内容上,在科学性的基础上,还要关注农村老年朋友日常生活中最关注的问题,让他们在其中可以找到答案。三是在对象上,除了农村的老年人群外还要注意他周围的邻居、子女要同时了解新冠知识。四是在内容上,不仅要告诉老年人需要做什么,更重要的是要告诉他不能做什么。广大乡村医生是农村防控的重点,也是农村防控的主力军,他们对农村人群日常基础疾病、基础状态非常了解,相信能够提供非常好的指导。谢谢。

人民日报记者:对于新冠防控,很多产妇关心的是如何保护孩子,对于产妇有哪些防控提醒和建议? 谢谢。

赵扬玉:这个问题特别好,确实是大家关心的问题。产妇和新生儿的早期接触对母儿的身心健康都是非常重要。既往数据显示,如果防护得好,母婴同室是不增加新生儿感染风险的。但是要了解感染的途径,呼吸道传播、接触传播,综合来讲有几条建议:

第一,在新冠感染早期,孕妇还是有传染性,这期间还是推荐妈妈和新生儿相互隔离比较好,也有一些家庭没有条件分离,那做好防护戴 N95 口罩,防止接触传播,勤洗手很重要,新生儿的餐具要定时消毒。

第二,这期间的母乳喂养,母乳是新生儿最佳食物,母乳本身不传播新冠病毒,应该鼓励和支持母乳喂养。产妇可以把乳汁挤出来,由其他家庭成员来喂养新生儿。这个过程中要提醒产妇,要知道怎么保证泌乳在分离期间不出现问题,另外要知道,吸奶过程中一定要注意手卫生,勤洗手。

前面儿科主任也说到,要观察新生儿有没有感染的问题,如果看到新生儿嗜睡的情况,包括吐奶或者厌食,就是老百姓说的"很蔫",要有这种情况还是要及时就医。谢谢。

广东电视台记者:春节期间儿童发生伤害的比例会比较高,请问这些伤害大概分为几类? 又如何有效避免这些伤害呢?

王荃:谢谢对儿童安全的关注。春节期间常见的儿童伤害包括很多,主要包括道路交通伤害、烟花爆竹伤、烧烫伤、跌倒伤等情况。

在春节期间大家外出增多,大家一定要关注儿童的道路交通伤害。因此首先要强调家长和孩子都要严格遵守交通规则。如果自驾车出行,家长应该保证出行前检查车况是完好的,而且一定杜绝疲劳驾驶和酒后驾车。在车子启动前一定要绕车一周,确保车子周围没有孩子,以免造成孩子伤害。家长带孩子乘车,不管距离长短都不要抱孩子乘车,更不能抱孩子开车。应该根据孩子的年龄、身高、体重配备合适的安全防护措施,包括安全座椅、增高坐垫或者安全带,并且规范给孩子配备。这样可以大幅度降低孩子在道路安全伤害中所受到的损伤。不管时间长短,都不要把孩子单独留在车内。12 岁以下和 1.4 米以下的孩子不要乘坐副驾驶。在骑行过程中,一定要严格佩戴安全头盔,12 岁以下和 16 岁以下的孩子不要独自骑自行车和电动自行车上路。

关于跌落伤。跌落伤是春节期间最常见的儿童非故意伤害之一,低龄的儿童跌落伤基本发生在家中。我们强调婴儿床一定要有护栏,除非你在孩子身边,只要孩子在床上,护栏都应该拉上。不要把三个月以上的孩子单独留在没有护栏的床上、座椅上或者沙发上,以免发生跌落。窗户下和阳台上都不要堆放可供孩子攀爬的物品。如果有条件,尽量安装安全护栏或者安全防护窗,以免孩子发生跌落。还有,不要把孩子单独锁在家中。如果孩子要参加户外活动,一定要按照孩子年龄和身高去选择项目,并且严格遵守规则,配备安全防护措施。

另外关于儿童的烧烫伤,绝大多数也发生在家中,所以应该尽量保证孩子不要触碰这些热源。对于低龄儿童而言,不要让他单独进入厨房或者浴室,给孩子洗澡时先放冷水再放热水。一些热的容器不要堆放在地上,包括热水盆、热锅。如果从微波炉或者其他地方取热物的时候,先回头看看孩子是否在周围,以免热物泼洒在孩子身上。

关于烟花爆竹伤。首先一定要在规定地点燃放烟花爆竹,确保周围没有易燃易爆物品,不要在井窖里或者容器内燃放烟花爆竹。孩子燃放烟花爆竹的时候一定要有大人的陪同,低龄儿童不要独自燃放。家长燃放前要仔细阅读说明书,并以身作则,比如不要手持鞭炮,不要把烟花口对着别人,不要抛掷鞭炮,这些基本习惯一定要从孩子小的时候抓起。一旦发生烟花爆竹伤,一定要尽快送孩子到医院。

主持人:谢谢王荃主任细致的提醒,下面继续提问。

中央广播电视总台 CGTN 记者:"乙类乙管"实施以后,有一些老人和子女为防感染不敢让老人出门,请问这样的做法是否有必要,怎么减少这些人的担心和顾虑? 谢谢。

李燕明:谢谢您的提问。孩子的想法非常容易理解,因为老年朋友作为脆弱人群,的确是新冠感染后发生重症的高危人群,也是需要重点保护的人群。对于老年朋友来说,我个人认为,应该结合当地的新冠流行趋势,老年朋友近期有没有感染新冠,以及他的年龄、基础疾病以及个人意愿来进行综合判断。老年朋友的心理健康往往是日常生活中容易被忽视的,老年朋友不像年轻朋友一样那么适应网络社会。老年朋友退休后在家中是有社交需求的,这种社交需求往往不能通过电话、视频来满足,因此长期闭门不出会对老年人的身心健康造成影响。我个人认为,我们可以减少外出,但不是完全的闭门不出。当然在外出过程中还是要做好防护,比如勤洗手、戴口罩、接种疫苗、多通风等。谢谢。

江苏广电荔枝新闻记者: 很多人可能发热之后感觉心跳频率非常快,请问心跳频率安全范围是多少?出现什么情况应该立刻就医呢?谢谢。

周玉杰: 谢谢你的提问。发热的时候,体温每升高1℃,心率会升高10~12次/min,当39℃、40℃的时候,心跳很快,自己可以听到怦怦的心跳声音,如果正处在发热中,心率快是正常现象。当心率快的同时出现心慌气短,动辄气喘,到了这种程度还是要及时就医,特别是现在不发热的人又开始心慌,心率上升平均10次/min,这在我们医院是一个比较普遍的现象,但是一查心肌酶没有问题,心电图也正常,交感神经兴奋的情况,慢慢可以恢复。如果新冠恢复期心跳还快,超过100多次,还有心慌气短胸闷症状的时候,及时查一查心肌酶、心电图、动态心电图、心功能,这在各个医院都是比较简单的筛查,还是有必要的。谢谢。

三沙卫视记者: 新冠是全人群感染,孕妇是否更容易感染,感染后发生并发症的概率是否更高?谢谢。

赵扬玉: 孕妇跟普通人群是一样的,也是易感人群。如果孕妇没有基础病、合并症,临床表现和普通人群是相似的。有一些孕妇可能有哮喘、高血压疾病,这些有基础病的人群有病情加重的可能性,还是要注意如果有一些症状逐渐加重不缓解,应该及时到医院就医。另外,妊娠晚期或者围产期,在分娩过程中,新生儿娩出来以后,可能有一些血液动力学的改变,会出现病情进展风险,这是我们要提醒注意的。

这里想特别提醒大家,在妊娠晚期的孕妇,如果出现胎动异常、出血、肚子疼,疲乏无力等,即使不发热也要到医院就诊,可能不是新冠感染,有一些是妊娠晚期并发症的问题,提醒大家注意。谢谢。

光明日报记者: 老年人群作为重点人群,他们中有一些患有慢性支气管炎或者肺气肿这样的慢性呼吸道疾病,对于这些患者来说怎么做好慢性疾病治疗和新冠防治?对于他们的用药有没有指导?谢谢。

李燕明: 合并慢性呼吸系统疾病,是新冠感染后发生重症的一个高危因素。新冠病毒感染和慢性呼吸道疾病都属于呼吸系统疾病,一旦罹患新冠病毒感染,这组人群还容易出现基础肺病的急性加重,因此这里特别提醒大家,不管是尚未感染新冠还是感染新冠之中还是"阳康"后,都要加强慢性气道疾病的诊断和治疗,需要规律用药,不能随意停药。

在预防方面,和普通人群是类似的,如果呼吸系统疾病非常严重,在做防护措施时需要更加严格。有呼吸系统慢性疾病的人,特别是老年人,一定要对自己的健康状态充分了解,要知道自己的基础体温、基础血压、基础心率、基础呼吸状况、基础氧饱和状态。如果罹患了新冠病毒感染,这组人群要加强监测,一个是呼吸整体的状态,有无呼吸困难、咳嗽咳痰加重等情况。如果体温已经正常,再次出现体温升高,特别是出现血氧饱和度下降的时候要及时就医。

另外,有慢性气道病的患者在感染新冠病毒后,甚至是康复之后,咳嗽咳痰的症状容易比一般人群更严重。我们把咳嗽分为两种,一是干咳,基础有哮喘的人群容易出现,可能因为新冠病毒感染导致哮喘急性加重,这时候要规律用药,在医生指导下调整药量。二是湿咳,就是咳嗽有痰,慢阻肺和支气管扩张的人群可能出现,这时候以化痰为主,特别是老年人身体比较虚弱,咳痰能力会下降,这时候一定要注意以化痰为主,慎用镇咳药物。这组人群在感染新冠病毒之后还容易继发细菌感染,抗菌药物的应用建议在医生指导下进行。谢谢。

新华社记者:现实中可能有这样一种情况,孕妇预产期快到了正好感染了新冠病毒,感染新冠病毒能不能自然分娩,分娩时能不能选择分娩镇痛?谢谢。

赵扬玉:这个问题问得特别好,确实是大家关心的问题。新冠感染以后,如果是轻型,孕妇是可以选择自然分娩的,当然是在严格的防护下。如果是重型或者危重型,可能需要多学科团队共同来讨论,如果她不能耐受,可能就要选择剖宫产分娩。关于分娩镇痛的问题,自然分娩过程中,孕妇感染新冠分娩镇痛不是禁忌,实际上分娩镇痛还可以缓解疼痛、焦虑引起的过度通气,耗氧量、心肺负担都会减低,自然分娩过程可能更加顺利。谢谢。

澎湃新闻记者:新冠患者"阳康"后有专家建议多补充营养,尤其是蛋白质。请问应该补充多少?除了蛋白质之外,在补充营养方面还有什么其他推荐?谢谢。

于康:蛋白质对于"阳康"患者而言确实非常关键。蛋白质的补充要基于以下关键要点,才能使得它的补充合理规范,也能使蛋白质发挥应该发挥的作用。

首先蛋白质补充量。健康状况下成人,每公斤体重需要1.0g蛋白质,老年人可能要增加到1.2g。但是对于新冠感染的患者,在"阳康"期的时候,就要提高到1.2~1.5g每千克体重,相当于比日常吃的蛋白质增加了20%,甚至有时候可以到50%。这个量希望大家控制好。怎么控制？有两个要点：要点一，增加的蛋白质中希望增加优质蛋白质，来自牛奶、鸡蛋、瘦肉、水产品这样的蛋白质，当然也可以通过豆腐及其制品来补充。如果进食量比感染前减少，或者是食欲差，可以在吃饭的基础上选择蛋白质的补充剂进行补充。要点二，蛋白质的补充，建议均匀分布于早中晚三餐。现在很多"阳康"的朋友，很多时候往往晚餐或者午餐相对丰富，早餐优质蛋白质摄入量偏少，这样可能造成蛋白质合成到有关重要身体成分的时候不那么均衡、充分，所以希望早中晚三餐蛋白质均匀分布。提示大家，蛋白质丰富的食品往往是动物性食品，希望增加蛋白质摄入的同时避免过多脂肪的摄入，瘦肉还是更加安全可靠。这个过程中不能忽视原有基础病，比如对蛋白质摄入量比较敏感、有肾功能问题的人群，还应该在专业医生指导下进行，不能盲目、过分补充。

除了蛋白质外，还有一些营养素也是相对比较重要的。举个例子，微量营养素包括维生素、矿物质，可以在正常吃饭基础上选择一些复合型的维生素矿物质的复合制剂补充。有些患者恢复期需要强化维生素 C、维生素 B 族、维生素 D 等的补充，当然要在医生指导下个性化处理、合理监测。谢谢。

总台央视中文国际频道记者： 有些地区疫情高峰还没有过去，医院就诊量比较大，这时候孕产妇定期产检是否必须，如果孕产妇到医院进行产检，需要注意什么？

赵扬玉： 在这期间建议孕产妇可以通过了解助产机构门诊时间调整变化，在疫情期间大多数助产机构有线上医疗、线上问诊，通过这样的途径可以减少去医院就诊。但是有几个时间点建议孕产妇不要错过，比如早孕期间，知道怀孕还没有确定宫内宫外，这时候如果出现肚子痛或者有点出血一定要及时就医,因为要排除宫外孕的问题。从超声检查来讲,也有几个时间点,比如 12 周左右 NT 筛查,还有 22 周左右超声结构的筛查,这几个时间点最好不要错过。另外有一些个体化的问题,比如建档的时候可能需要做产前诊断,例如羊水穿刺,这个也不要错过。当然还有一些个体问题需要和医生沟通。如果这期间去医院检查,需要注意什么呢? 关键是要防护,佩戴 N95 口罩,最好带 75% 酒精的棉球纱布,如果有一些接触还是要及时消毒,勤洗手。另外就是最好不要乘坐人比较多的交通工具。特别重要的一点,孕妇应事先了解这次到医院大概需要完成哪些产检内容,事先做好功课,这样在医院等候时间相对减少一些,这些孕妇都要关注。谢谢。

总台央视新闻新媒体记者: 很多心血管疾病患者需要长期服药,感染新冠后居家治疗患者服药有哪些禁忌和哪些注意的情况?

周玉杰: 这是广大心血管患者关心的问题,很多支架术后患者、搭桥的患者都要按照规定吃抗血小板药 12 个月,或者根据个体的情况增加,或者根据情况减少。房颤的患者还有抗凝药长期应用的问题,都是在这期间大家应该注意的。我们吃的阿司匹林是常用的心血管用药,这时候再吃一些水杨酸的退烧药,它俩就会有叠加作用,一定要把药量掌握好,两种相似药物叠加在一起就容易失水脱水,药量太大会造成水电解质紊乱。高血压患者发热时,吃退烧药血压发生波动和变化,随着血压的变化要不断地加减和调整,根据高血压用药的缓释片还是普通平片,几点吃的,比如一天吃三次是"828",8 点、2 点、8 点,他的血压变化很大,是否调整用药,缓释片还是普通平片,都是可以调整的,使血压在改变中,在治疗中适应它的变化,不要诱发心血管疾病事件,脑血管事件,合理用药非常关键。居家用药,心血管患者一般都用四五种药物,包括他汀类药物,这些药物和自己吃的新冠治疗药物,在药代动力学上走一条公路,它们可能互相在竞争,使得药效发生了一些新变化,还是及时到医院诊疗,根据自己的变化,医生及时的指导,能够使居家患者把药物配伍禁忌和药物的新变化和身体的变化能够和谐地交融在一起,最后在药效学上得到"1+1>2",在不良反应上大大减少,就达到了药物治疗总的优化治疗的目的。谢谢。

中国网记者: 近一段时间,不乏老人感染新冠病毒后出现在家中不慎跌倒甚至骨折的情况,请问为什么老人在新冠感染后容易跌倒呢?如何有效预防?谢谢。

李燕明: 年龄是跌倒最重要的一个危险因素,跌倒也是老年朋友出现致残的最重要危险因素。随着年龄增长,老年人会出现衰弱,肌体能力下降,对外界环境变化适应力下降,步态调整能力也下降。老年人还有很多基础疾病,比如脑血管病、骨关节病,这些都是跌倒的重要原因。罹患新冠病毒感染以后,发热以及感染本身都会加重老年人衰弱的情况,使稳定能力下降,这些人群在这种情况下跌倒的风险也会增加。因此不单是新冠病毒感染期间,在日常的生活中,老年人出现任何疾病衰弱的过程都要注意跌倒的预防。

跌倒预防主要包括几个方面:一是如果处于新冠感染期间,最好不让老年朋友独居,要有陪伴,出现问题可以扶一下。二是居所环境,地面要平整,通道要通畅。如果地上洒了水、油,要及时清洁,防止老年人滑倒。卫生间可以安装把手,老年人可以在起身时扶一下。房间灯光一定要明亮,开关要放在老年人比较容易摸到的地方,这些在日常装修过程中一定要注意。另外,老年朋友在家里、在外出时穿的衣服要合适,不要过长。另外就是穿的鞋子一定要合适,防止把自己绊倒。老年人,特别是高龄老人、衰弱老人动作要缓,起床过程中我们叫"三个30秒",如果要起床,先在床上躺 30 秒,保证自己是清醒的状态,然后再坐起来 30 秒,确保稳定能力是比较好的,然后再站起来 30 秒,站稳了再行走。如果不慎跌倒,老年朋友不要着急马上起来,最好呼唤家人,防止再次跌倒造成二次伤害。谢谢。

中新经纬记者: 如果哺乳期的妈妈"阳"了还能给孩子喂奶吗?谢谢。

王荃: 这的确是很多哺乳期妈妈关注的问题。目前没有新冠病毒活病毒能够通过母乳传播的证据,因此没有理由停止母乳喂养。所以哺乳期妈妈"阳"了,如果身体允许,没有其他禁忌证,推荐继续母乳喂养。如果妈妈亲自喂养,一定要佩戴好口罩,建议是 N95 口罩,喂养前做好手卫生,彻底清洁双手和乳房,然后再进行喂养。

如果妈妈因为身体不允许或者因为其他原因,导致不能亲自喂哺,也可以由其他人代替喂哺孩子。妈妈在挤奶或者吸奶之前,除了要戴好口罩以外,一定要做好手卫生,做好所有喂哺工具的消毒,并且在喂哺以后要做好所有器具的再次消毒。不管采用什么形式的喂哺,一定要做好喂养者的手卫生,所有和孩子接触的物品以及所有的喂哺工具都要做好消毒。

如果妈妈连续 24 小时两次核酸检测转阴或者体温正常超过 3 天,没有临床症状,这时候孩子感染概率就非常低了,因此我们建议母乳喂养的妈妈"阳"了之后能够继续母乳喂养,这样能够保证孩子的营养摄入。谢谢。

中国人口报记者: 很多孕妇感染后因为担心胎儿受影响,对用药充满顾虑,孕妇可不可以用药?如果可以,用药过程中有哪些需要特别注意的地方?腹中的胎儿是否会感染?谢谢。

赵扬玉：孕妇感染新冠以后，如果没有症状或者症状很轻微，可以不用药。但是需要通过多休息、适度饮水、保证睡眠，这样体力能够慢慢恢复。但如果孕妇有症状，比如发热38.5℃以上，建议用药。因为高热本身对胚胎可能有热损伤问题，尤其12周内，早期胚胎比较稚嫩，高热对胚胎有一定影响，所以超过38.5℃建议用药。如果妊娠中期，胎盘已经形成，胎盘本身对胎儿有屏障保护作用，这个时候影响相对比较小。如果用药，建议用单方制剂，比如单纯发热就用单纯的退烧药，比如对乙酰氨基酚，尽量不用复合制剂。有一些孕妇可能原来有基础病，比如高血压、糖尿病，可能长期有药物应用，建议用药前咨询医生，避免有一些药物间可能有相互作用或者一些基础病情况下可能有加重的问题，这个还是要注意。

另外母胎垂直传播的问题，现在数据来看母胎传播的可能性很低，请孕妇妈妈放心。谢谢。

主持人：大家问题比较多，最后再提三个问题。

健康报记者：我们了解到一些老年人对于新冠病毒感染心存焦虑，有一些老年人"阳康"后又出现不适症状，还有人把已有疾病症状归结到新冠病毒感染，对于这种情况应该怎样疏解和安抚？谢谢。

李燕明：新冠病毒感染康复后会有一些症状，呼吸道症状以咳嗽为主，全身症状有乏力、纳差，睡眠不好，或者是出汗，这些情况都比较常见，不单单是在老年人中。中国有句话"病来如山倒、病去如抽丝"，我觉得这句话在新冠病毒感染过程上是非常贴切的，任何一种疾病都有发生、发展、恢复和康复的过程。我们需要给新冠康复一个时间，只要是症状整体趋势是越来越好，大家就不用太过着急。

对于老年朋友来说,感染之后可能会出现比较焦虑的情况,我们怎么办呢？首先可以转移注意力,新冠病毒感染的症状大部分好了,不要把日常生活全部集中在新冠上,鼓励他回归到正常生活。另外,减少可以引起老年人焦虑、着急的信息接收,减少老年朋友对号入座的情况。另外,加强陪伴,多和老年朋友交流,一遍不行多说几遍,在交流方式上尽量用鼓励语言,不要用比较生硬的"你没事""你不懂",这样其实是不能缓解老年人焦虑情绪的,可以说"你这么大年纪了,感染之后都可以恢复到这种程度了,所以你的基础情况还是非常好的",要多用鼓励的语言和老年朋友交流,增强他战胜疾病的信心。谢谢。

香港经济导报记者：春节期间聚会较多,很多人会熬夜,请问连续熬夜对身体有哪些伤害？应该注意什么？谢谢。

周玉杰：这是一个春节期间每个人都面对的问题,因为每个家庭见面的时候,都在春节期间劳累、激动、饱餐、寒冷,再加熬夜,这是每个人、每个家庭都面临的问题。熬夜可以使心血管发病风险增加2倍以上,冠心病、心绞痛、血管痉挛、心律失常、心衰、高血压这一系列的疾病,还包括神经系统、各个系统都可能有一些风险。"假日综合征"就是过年的时候给大家弄得疲惫不堪,过年就出现了负能量的事情,熬夜占很大的成分。所以大家一定要尊重自己的生物钟,人有生物钟,过年的时候不要破坏自己的生物钟,更不能破坏别人的生物钟。你要建立自己家庭的"新生物钟",按照过年的规律,全家按照这个生物钟过。这个家庭过完年以后,一定会大大避免"假日综合征",获得强劲的身体、健康的心理和充沛的精力,在过年中增加"正能量",不要在熬夜中减掉我们的精力,这样就能把年过得更好。谢谢。

澳门月刊记者：春节期间餐饮聚会多,请问该如何注意合理膳食,保持身体健康？谢谢。

于康： 你的问题非常有代表性，大家都关心春节期间怎么吃的问题。春节吃好喝好，这是春节期间非常重要的组成部分。大家应该把几个关键词综合在一起。首先是美味，更重要的还有健康、安全、营养，这几个词之间要找到平衡点。春节期间比其他时间吃的更丰盛，这是很自然的，有几点注意事项建议大家关注：

第一，尽可能不要暴饮暴食。每年都看到因为暴饮暴食造成的健康伤害，特别是春节期间。无论食物多美味，尽可能做到食不过饱，每餐七分饱，对于肥胖症、糖尿病、高脂血症、心脑血管疾病等慢性病患者尤其应该注意。

第二，尽量维持和日常一样的进食节律和时间，饮食、进食同样有生物钟，尽量不要有大改变，春节期间不要太随性进食，还是尽量保持一日三餐或者少量多餐的原则。

第三，春节期间不可回避的一个事情，就是喝酒，完全不喝很难做到，不可避免会喝一些，有几个方面要注意：一是尽量少喝，尽量不喝高度的烈性酒，可以选择低度酒少量喝。二是对于儿童、老年人、孕产妇，还有慢性病、血糖血压血脂波动大控制不好的朋友，尽量在春节期间不喝酒。

第四，尽量避免过于刺激的食物或者烹调方法，比如过于辛辣刺激。还有一些油煎的方法，或者烧烤，过多盐分、油脂摄入肯定会增加健康的风险性，希望大家的食物尽可能保持清淡，可以比平时稍微丰富一些，但是不要过。最后，希望大家一起享受家庭聚餐的温馨温情，年轻人多回家陪父母，前提是排除感染风险后。创造和谐、温馨的家人一起吃饭的氛围，这对食物享受、健康促进都有帮助。希望通过美味健康营养安全的食物，陪伴大家过祥和幸福的春节。谢谢。

主持人：今天的发布会几位嘉宾就重点人群健康保障，回答了 24 位记者朋友提出的问题，这些问题与我们每个人息息相关。再次感谢各位嘉宾，祝愿大家有一个健康祥和的春节假期！后续将继续召开联防联控机制新闻发布会。今天的发布会到此结束，谢谢大家！

国务院联防联控机制就春节期间疫情防控有关情况举行发布会

（第213场）

一、基本情况

时　间	2023 年 1 月 19 日
主　题	介绍春节期间疫情防控有关情况
发布人	交通运输部应急办副主任　周旻
	农业农村部农村合作经济指导司副司长、一级巡视员 毛德智
	文化和旅游部市场管理司副司长　李晓勇
	国家卫生健康委医疗应急司司长　郭燕红
	中国疾病预防控制中心传防处研究员　常昭瑞
主持人	国家卫生健康委新闻发言人、宣传司副司长　米锋

二、现场实录

主持人：各位媒体朋友，大家下午好！欢迎参加国务院联防联控机制举办的新闻发布会。

2023 年春节临近，这是新冠病毒感染疫情"乙类乙管"以后的第一个春节，很多群众都踏上了返乡路。习近平总书记在昨日视频看望慰问基层干部群众时，突出强调了疫情防控的重要性，要求坚持科学防治、精准施策。国务院联防联控机制各个部门正在多措并举，做好节日疫情防控，关心困难群众生产生活,丰富物质文化供应,做好春运出行保障。

农村地区是当前疫情防控的重中之重。要抓好防疫体系运转,统筹各种医疗资源,保障好群众的就医用药需求,做好老人儿童等重点人群管理,补齐农村地区疫情防控的短板。人员密集场所要做好场所和活动的常态化疫情防控,降低病毒传播风险。在此,也倡导大家做好个人防护,避免带病出行,保护个人、家人和他人的健康。祝大家共同度过一个健康祥和的中国年。

今天发布会的主题是:春节期间疫情防控有关情况。

我们请来了:交通运输部应急办副主任周旻先生;农业农村部农村合作经济指导司副司长、一级巡视员毛德智先生;文化和旅游部市场管理司副司长李晓勇先生;国家卫生健康委医疗应急司司长郭燕红女士;中国疾病预防控制中心传防处研究员常昭瑞女士,请他们共同回答大家的提问。

下面,请各位记者朋友举手提问,提问前请先通报所在的新闻机构。

中央广播电视总台财经节目中心记者: 近日,国家印发了《新冠病毒感染重症病例诊疗方案(试行第四版)》,该版诊疗方案有哪些特点?对于当前的医疗救治有哪些重要意义?谢谢。

郭燕红: 感谢这位记者的提问。应该说,重症救治是当前非常重要的一项任务,《新冠病毒感染重症病例诊疗方案(试行第四版)》是结合了奥密克戎变异株以及感染者的疾病特征,在总结前期重症患者救治经验基础上不断完善,并颁布实施。这一版的重症诊疗方案主要有以下几个特点:

一是进一步强化了"关口前移",特别是加强了重症的预警指标以及早发现、早干预的理念。进一步明确了高危重点人群,《方案》中特别明确对于没有达到重症诊断标准的,比如年龄大于 65 岁、合并基础性疾病、没有全程完成疫苗接种等,这些患者一旦发生新冠病毒感染到达中型,到达肺炎但没有到达重症指标的这类人群就可以纳入到重症患者范围,进行重点管理,"关口前移"。另外,我们特别强调了高危人群一些生命体征的监测,完善预警指标,特别明确了在静息和活动下血氧饱和度的监测,把这些指标纳入到预警指标中,一旦指标有波动,把患者就纳入到重点管理中进行"关口前移",早发现、早干预。

二是将临床实践中,特别是重症救治中的一些行之有效的经验和办法纳入到这一版重症诊疗方案,这一版增加了高热、咳嗽的对症处理,完善了口服小分子抗病毒药物、早期抗凝治疗,把氧疗、呼吸支持等治疗措施纳入其中,强调了俯卧位通气改善低氧血症的重要性,另外还特别强调了有创机械通气和 ECMO 临床应用的时机把握,这些都是重症救治中行之有效的办法。

三是进一步优化和完善中医治疗内容,增加了部分证型及"病证结合救治"内容,加强对重症、危重症的中西医结合临床救治指导,更好地发挥中医药的特色优势。值得强调的是,《新冠病毒感染重症病例诊疗方案(试行第四版)》在第十版诊疗方案基础上,特别对重症救治进一步细化、实化,目的是进一步指导临床规范开展重症医疗救治,提高救治同质化水平,进一步提高治愈率。谢谢。

中国交通报记者:春节临近,春运也持续了一段时间,请问截至目前春运客流量总体如何,有哪些特点,有没有相应的数据?谢谢。

周旻:感谢您的提问。今天是春运的第 13 天,已进入到春节前的客流高峰,总体来看,全国铁路、公路、水路、民航运行保持平稳,运力配置充足,服务井然有序,应急保障有力,全国安全形势总体稳定。煤炭、粮食、医疗物资等各类重点物资运输畅通。

根据国务院联防联控机制春运工作专班数据,截至昨天(2023年1月18日),全国铁路、公路、水路、民航累计发送旅客4.8亿人次,比2019年同期下降47.3%,比2022年同期增长47.1%。2023年1月18日,全国铁路、公路、水路、民航共发送旅客4 569.9万人次,环比增长5.9%,比2019年同期下降44.8%,比2022年同期增长53.9%。

其中,铁路发送旅客890万人次,比2019年下降15%,比2022年增长27.3%。公路发送旅客3 486万人次,比2019年下降49.7%,比2022年增长64.1%。水路发送旅客52.5万人次,比2019年下降49.2%,比2022年增长31.5%。民航发送旅客141.4万人次,比2019年下降24%,比2022年增长34.9%。全国高速公路总流量3 336.2万辆次。其中,小客车流量2 942.2万辆次,比2019年同期增长12.7%,比2022年同期增长10.8%,小客车流量达到了历年春运以来最高峰。

下一步,交通运输部门将继续密切跟踪疫情形势,动态研判客流趋势,切实加强运输组织,落实好春运服务保障和疫情防控各项措施,更好地服务广大人民群众平安返乡、顺利返程。谢谢。

中国三农发布记者: 前不久,国务院联防联控机制和中央农村工作领导小组印发的《加强当前农村地区新型冠状病毒感染疫情防控工作方案》要求对农村地区重点人群防护,请问目前这一要求落实情况如何?谢谢。

毛德智: 谢谢您的提问。习近平总书记对农村的重点人群非常关心,昨天在视频连线看望慰问基层干部群众的时候再次强调要加强农村老幼病残孕等重点人群医疗保障。之前多次作出过重要指示批示。刚才你提到的《工作方案》对做好农村地区重点人群防护作出了部署安排、提出了要求。工作专班落实中央部署要求，近期主要抓四方面的工作。

一是摸清底数。组织各地在农村地区进行全面摸排，目前摸排了 5.9 亿人，摸清了农村地区老幼病残孕等五类人群的基本信息。

二是建立健全包保制度。指导各地建立重点人群的包人、包户联系制度。目前 31 个省（自治区、直辖市）和新疆生产建设兵团都已经建立了包人、包户的联系制度。各地在具体工作中统筹安排乡镇干部、村"两委"干部、驻村第一书记和工作队员、党员、村医等人员力量包保联系重点人员，确保到户到人。据统计，全国共组织动员 1 901 万人包保联系重点人员，包保联系覆盖率达到 99.73%，21 省份实现了全覆盖，百分之百包保联系，其他省份的包保联系也基本接近全覆盖。

三是以发放健康包的方式切实做好重点人群健康服务。为了解决农村重点人员就医、买药不方便的问题，农村地区疫情防控工作专班坚持"关口前移"，指导推动各地为重点人群免费发放健康包。截至目前各地主要面向这些重点人群免费发放了健康包 5 717 万份，浙江组织基层力量为重点人群提供健康服务，转运转诊、代购代办、送医送药等，提供这些服务达到 338 万人次。

四是创新方式关心关爱重点人群。鼓励各地积极探索通过各种形式为重点人群送去关心关爱，比如说贵州湄潭县开展了"敲门行动"，对重点人员开展了入户上门走访，开展了健康问询、体温监测、血氧饱和度检测，同时还帮助重点人群解决生产生活以及就医购药等实际困难。工作专班针对一些农村地区 120 救护车不足的情况，指导各地依托包保机制，建立重症转运转诊志愿服务队伍，提前预备人员、车辆，帮助做好重点人群的就医转诊工作。

下一步，工作专班将进一步督促指导各地不断地健全包保联系制度，加强走访探望、丰富服务内容，让在农村的重点人群得到更多更好的关心和帮助。谢谢。

中央广播电视总台 CGTN：近期国外检出"德尔塔克戎"引发关注，公众担忧新型毒株输入我国会引发新的感染，请问该毒株究竟有何危害？我们该如何提前应对？谢谢。

常昭瑞：谢谢你的提问。近期，泰国检出"德尔特克戎"毒株，该毒株是奥密克戎变异株 BA.4、BA.5 和德尔塔变异株 AY.45 的重组体，国际分类命名为 XAY.2。该毒株于 2022 年 8 月 31 日首次在南非发现，目前在全球 9 个国家和地区监测到。2022 年 12 月以来，以丹麦为主的极少数国家呈升高趋势，目前还没有关于该病毒传播力、致病力和免疫逃逸能力等方面的足够数据。

目前我国尚没有监测到 XAY.2 的变异株，我们将继续跟踪国际动态，进一步加强我国输入病例和本土病例新冠病毒变异株的监测，及时开展分析研判。

现阶段仍需要加强个人防护，注意保持戴口罩、手卫生、勤通风等良好卫生习惯。入境人员入境后，如果出现新冠病毒感染相关症状时要做好健康监测，必要时及时就诊。谢谢。

人民日报记者：国家对新冠病毒感染实施"乙类乙管"措施已经有 11 天，目前全国新冠病毒感染的医疗救治情况和医疗机构的日常诊疗情况怎么样？谢谢。

郭燕红：谢谢这位记者的提问。总的来看，新冠病毒感染者的医疗救治平稳有序，日常的诊疗服务在逐步恢复。首先，各省已经度过了三个高峰，就是发热门诊高峰、急诊高峰和重症患者高峰都已经度过。全国发热门诊就诊人数在 2022 年 12 月 23 日达到峰值，之后持续下降，到 2023 年 1 月 17 日较峰值下降了 94%，已经回落到 2022 年 12 月 7 日前的水平。全国急诊就诊人数在 2023 年 1 月 2 日达到峰值,之后持续下降,1月 17 日较峰值下降了 44%。全国在院的阳性重症患者人数是在 1 月 5 日达到峰值,之后持续下降,1 月 17 日较峰值数量下降了 44.3%。

在正常医疗方面,也有正常恢复的迹象。第一,全国普通门诊在逐步恢复。同时,普通门诊当中新冠患者比例在逐步降低,到 1 月 17 日非新冠患者在普通门诊的就诊率达到 99.5%,提示门诊正常诊疗在逐步恢复。第二,住院患者呈现波动上升趋势,住院患者中非新冠患者的住院比例大幅度提升,1 月 17 日已经达到了 85%,提示我们住院的正常诊疗也在恢复。特别要指出的是住院患者手术量在 2022 年 12 月 9 日到 31 日呈现下降趋势,2023 年 1 月 1 日以后就呈现了稳步提升的态势。2023 年 1 月 17 日与 2022 年 12 月 7 日住院的手术量相比,已经上升超过了 20%。这些指标都反映出医疗机构的正常医疗服务正在得到恢复。谢谢。

南方日报南方 + 记者: 儿童是疫情防控的重点人群,如何加强针对儿童的防控知识科普,在提升儿童个人防护意识方面家长可以做些什么? 谢谢。

常昭瑞: 儿童是疫情防控的重点人群,儿童自身对新冠病毒感染的基础知识掌握不足,需要多部门、多渠道进行科普知识宣传。一是在宣传对象方面,对儿童防控知识宣传的同时要加强对老师、家长及其看护人的防控知识宣传。二是在宣传方式方面,采用儿歌、动画片和图书等儿童容易接受、感兴趣的方式进行宣传。三是在宣传内容方面,针对不同年龄段的儿童,内容要有针对性,采用相应年龄段儿童听得懂、看得懂的语言文字进行宣传。四是要通过走入课堂,采用老师讲解、做游戏、角色扮演等教育方式开展防控知识科普。

家长的言传身教是对孩子最好的教育,在提升儿童个人防护意识方面。一是家长要多教导孩子做好防护,保持良好卫生习惯。二是家长以身作则,树立榜样,外出进家门时及时洗手,咳嗽的时候遮挡口鼻。三是制定合理饮食、规律作息、适量运动等规则。四是及时表扬鼓励孩子的正常行为习惯。谢谢。

香港经济导报记者: 2023 年 1 月 8 日开始,新冠病毒感染实施"乙类乙管",请问对文化旅游场所的管理措施有哪些变化?针对新措施进行了怎样的部署?谢谢。

李晓勇: 谢谢这位记者的提问。文化和旅游部始终高度重视疫情防控工作,新冠病毒感染实施"乙类乙管"以后,按照国务院联防联控机制要求,坚持把常态化防控和疫情严重期间应急处置相结合,优化调整防控政策,统筹疫情防控和行业发展。主要开展了以下几个方面的工作:

一是在全系统全行业进行工作部署。近期组织召开了全国文化和旅游行业疫情防控工作电视电话会议,部署"乙类乙管"以后行业疫情防控工作,要求各地完整、准确、全面地把握和执行党中央确定的防控政策,结合当地实际制定疫情防控措施,实现平稳转段。

二是优化调整现行防控政策。根据"乙类乙管"总体方案和第十版防控方案,印发了做好文化和旅游行业疫情防控工作的通知,要求公共文化单位、文化和旅游经营场所做好场所、活动的常态化防控,科学佩戴口罩,做好清洁消毒和通风换气,降低病毒传播风险。疫情严重期间,可适时依法采取临时性的防控措施,及时应对、果断干预、科学处置。

三是加强与其他部门的沟通协调。与国家卫生健康委、国家疾病预防控制局、交通运输、出入境等部门保持密切沟通,参加国务院联防联控机制春运工作专班,配合做好 2023 年春运期间游客安全有序出行工作。

下一步,我们将指导各类公共文化单位、文化和旅游经营单位认真落实疫情防控主体责任,执行实施"乙类乙管"后行业疫情防控措施,保障文化和旅游活动正常开展,人员有序流动。各地文化和旅游行政部门将开展督导检查,发现问题,督促整改,确保各项疫情防控措施落实到位。谢谢。

中央广播电视总台央视记者:前段时间有的农村地区反映乡村卫生机构的医疗资源不足,特别是一些基本的检测仪器短缺,我们用什么方法解决这个问题? 目前情况如何? 谢谢。

毛德智:正如你所说,前段时间不少农村地区医疗资源不足的问题比较突出,也成为农村地区疫情防控工作中的一个突出短板。针对这个问题,农村地区疫情防控工作专班主要从三个层面推动解决:

一是和工信部、国家卫生健康委、财政部等相关部门密切配合,中央财政统筹资金安排、加大保障力度,千方百计地推动医疗物资向农村地区倾斜,医疗力量向基层下沉。

二是加强调研督导和调度,工作专班第一时间派出了 32 个组赴各地开展调研督导,指导各地落实"五级书记"抓农村地区疫情防控的责任,强化组织领导、健全工作机制,推动解决农村地区缺医少药问题。同时,工作专班建立了"隔天调度机制",及时了解掌握各地对卫生资源、医疗物资的需求,积极地及时予以解决。

三是动员社会力量解决一些突出问题,我们针对农村地区指脉氧仪和制氧机紧缺的突出问题,会同国家卫生健康委、工信部、全国工商联等部门积极推动实现"两个全覆盖",第一是农村地区的所有村卫生室指脉氧仪的全覆盖,第二是农村地区所有乡镇卫生院制氧机的全覆盖。近期,为全国近 60 万个村卫生室免费配备 117 万多个指脉氧仪,配备制氧机方面,首批为 832 个脱贫县乡镇卫生院配备制氧机,已经到位 77%,第二批为其他的乡镇卫生院配备的制氧机从 2023 年 1 月 17 日已经开始陆续发货。社会各界积极参与两个全覆盖,不少企业踊跃出资,近期我们会同工信部、国家卫生健康委一起在为一些农村地区配备免费的镇痛小分子药物,解决农村地区药品紧缺问题。

当前,一些农村地区不同程度存在医疗物资短缺问题,有些是区域性的,表现为个别地区、少数地区缺;有些是结构性的,特别是一些医疗机构和患者对药品有差异化需求;也有阶段性的,特别表现在一个时间段比较缺。医疗物资是治病救人的,关系重大,无论是区域性的、结构性的还是阶段性的,这些问题都要尽全力推动解决。

下一步,农村地区疫情防控工作专班将认真贯彻落实习近平总书记"统筹各种医疗资源,保障好群众的就医用药需求,补齐农村地区疫情防控的短板"的重要指示要求,会同相关部门进一步压实责任,打通堵点,精准投放,尽快补齐农村地区疫情防控工作短板。谢谢。

凤凰卫视记者:春运期间除了公共交通外,很多民众选择自驾出行,请问交通运输部门保障民众自驾出行、做好疫情防控有哪些具体举措?谢谢。

周旻:感谢记者朋友对自驾出行防疫方面的关注。考虑到今年疫情形势,加上回乡过年、探亲访友、旅游观光等出行需求的集中释放。根据预测,今年自驾出行将占主流,约占各种出行方式的六成以上。从 2023 年 1 月 7 日春运启动以来的实际运行情况看,高速公路小客车流量占交通运输总流量的比重,从 1 月 7 日春运开始时的 76%,持续提升至 1 月 18 日的 88%。至 2023 年 1 月 18 日,全国高速公路小客车累计流量是

3.2 亿辆,比 2022 年同期增长 12.7%,比 2019 年同期增长 11.8%。

为确保公众平安健康便捷舒畅出行,交通运输部门针对客流量大、人员多、密集度高的高速公路服务区等场所,重点强化两个方面工作:

一是继续落实通风消毒和个人防护措施。做好公路服务区日常公共卫生管理、环境清洁消毒和通风换气,春运期间原则上每天消毒不少于 1 次,通风不少于 2 次,春节期间还将适当增加消毒通风频次;加强一线从业人员的健康监测和个人防护;加强防疫宣传,对进入服务区的司乘人员提醒引导其正确佩戴口罩,保持社交距离,做好手卫生;建立健全关键岗位轮岗备岗制度,保障服务区正常运转。

二是加强对患病人员的救助。在具备条件的服务区开辟专区,为感染新冠病毒或身体不适的司乘人员提供服务。同时,加强与周边医疗机构的对接协调,完善应急预案,安排有紧急需求的司乘人员及时得到医疗救助。在此,我们呼吁广大司机朋友们,出行前要做好行程规划和健康监测,尽量错峰出行,尽量少去人员密集场所,不要带病出行。谢谢。

封面新闻记者: 基层地区是当前疫情防控的重中之重,请问节假日期间发热门诊的开设情况如何? 农村地区医疗机构相关设备、对症药物配备以及人员培训情况如何? 另外,如果症状加重向上转诊,是否有更为翔实的安排? 谢谢。

郭燕红: 对基层的相关医疗救治,发热门诊是工作重点。目前,全国乡镇卫生院和社区卫生服务中心,发热诊室设置率达到98.8%,其中乡镇卫生院的设置率达到了99.1%。我们要求各地在节假日期间,发热诊室要应设尽设、应开尽开,并保证正常运行。随着春节临近,人员流动逐渐加大,返乡人员逐步增多,更加需要做好农村地区的疫情防控和医疗救治工作。我们围绕"早发现、早识别、早处置、早转诊"做了一系列安排。

一是在相关设备配备方面,推动加强基层医疗卫生机构在氧气袋、氧气瓶、制氧机、指脉氧仪等这些设备要保证配备。截至1月19日,全国基层医疗卫生机构共配备了247.8万个指脉氧仪,全国的基层医疗卫生机构包括社区卫生服务中心和乡镇卫生院共配置19.1万台制氧机。

二是在药品准备上我们建立了监测调度机制,目前乡镇卫生院常用的药物配备状况持续改善,药品配备紧张的情况得到了很大缓解。在医务人员准备上,我们指导各地通过科学地安排班次、临时招聘,同时组织二、三级医院医务人员支援等方式来扩充基层的医务人员队伍。同时,指导加强基层医务人员培训。

在转诊准备方面,各地扩容了120转运能力和电话座机,每个乡镇卫生院至少配备一辆救护车,同时也利用社会组织、单位和个人,通过加强组织引导,组建非急救转运队伍,保证患者的转运需求。各级医疗机构建立了转诊的绿色通道,确保患者能够及时地转运到上级医疗机构进行及时救治。谢谢。

澳门月刊澳门新闻通讯社记者: 至今还未感染新冠病毒的人群,是否能放心返乡过年,感染风险是否更大? 在防护方面有哪些建议? 近期已经感染过新冠病毒的公众,在出行时还需要防护吗? 谢谢。

常昭瑞: 人群对新冠病毒的普遍易感,部分尚未感染的人员不排除在春节期间受旅途疲劳、接触人员频繁等因素影响,感染风险增加。建议相关人员要继续做好个人防护,保持规律作息、合理膳食、适量运动等健康生活方式,外出的时候要落实佩戴口罩、勤洗手的个人防护措施。已感染过新冠病毒的公众,也应继续做好个人防护,防范包括流感在内的其他呼吸道传染病的感染。谢谢。

每日经济新闻记者：春运期间人流量大，交通运输部门在满足群众需求，降低返乡途中疫情传播风险方面做了哪些工作？谢谢。

周旻：今年春运是疫情防控进入新阶段后的第一个春运，客流量大幅回升，刚才我通报了相关数据。为降低疫情传播风险，我们制定了工作方案，印发了防控指南，部署要求各地从四个方面做好春运疫情防控工作。

一是加强场站和交通运输工具消毒通风。对乘客和从业人员日常接触的重点区域、设施设备进行每日消毒通风，交通工具在行驶途中和每趟结束运输后，有条件的要开窗通风换气。

二是强化从业人员疫情防护管理。一线从业人员上岗期间需要严格戴口罩，做好手卫生，做到疫苗加强针"应接尽接"，每日开展健康监测，如出现发热等症状，第一时间停止作业，待康复后再上岗工作。

三是全方位优化运输组织服务。通过增加运力投放、加密运输班次、强化城乡衔接等方式，提升运输服务和保障能力，畅通返乡抵乡群众出行的"最后一公里"。根据需要积极开通定制客运、夜班公交、摆渡公交等便民线路。积极推广无接触式购票、检票服务，引导旅客有序排队、分散候乘，减少聚集。

四是积极开展公众出行宣传引导。积极利用电视、广播、网络和春运服务保障窗口加强宣传，发布出行信息，引导公众理性出行、错峰出行；提醒旅客在进出客运场站和乘坐公共交通工具期间全程佩戴口罩，坚持勤洗手、保持社交距离。

在此，也建议大家加强个人健康监测，避免带症状乘坐交通运输工具，做好旅途中的个人防护。谢谢。

澎湃新闻记者：请问新冠病毒感染重症救治方面如何发挥专家指导作用，近期在加强重症救治专家指导方面采取了哪些措施？谢谢。

郭燕红：我们始终注重专家在医疗救治中的技术支持和指导的作用。在疫情初期，建立了国家级专家巡诊和线上线下会诊的工作机制，为提升患者的救治效果发挥了非常重要的作用。近期，我们进一步完善了相关的工作机制，持续加强对各地的指导和支持。主要有三个方面：

第一，组织重症救治经验丰富的国家级专家，按照分区包片原则，分批次赴各省区开展重症救治的巡诊巡查工作，对当地救治工作给予系统指导和培训。去年12月以来，已经先后派出了三批次29组的国家级专家分赴各地进行巡诊，实现了国家医疗救治专家对各省巡诊的全覆盖。

第二，组织国家专家对疑难危重症病例进行线上会诊。疫情发生以来，我们已经先后组织了100余次国家专家组线上会诊，总计为超过1 000例病情复杂、救治难度比较大的患者进行会诊。今年1月以来，为进一步加强专家会诊的支持指导力度，专门安排了10组专家，可以随时对各地的疑难病例、重症患者提供线上会诊，尽最大努力提升救治效果。

第三，在国家专家巡诊和会诊工作基础上，各省份也都建立了省、市级专家巡诊、会诊工作机制。省级专家下沉到地市，地市级专家下沉到区县，加大对基层医疗卫生机构疑难病症的救治力度，扩大专家指导和覆盖面。

下一步，将继续发挥好专家对医疗救治工作的指导作用，不断地提升各地的医疗救治特别是重症救治的水平。谢谢。

健康报记者：面对感染的不确定性，春节期间看望老人是否会对老人带来增加新冠病毒感染风险？如需回家看望老人，应如何做好防护？老年人等风险人群确需外出该怎么办？谢谢。

常昭瑞： 2023年春节是新冠病毒感染实施"乙类乙管"后的第一个春节，关于春节期间出行的原则、出行前的准备、出行途中的个人防护，以及返乡后的注意事项等相关内容，在之前的发布会以及媒体有很多的宣传报道。春节即将来临，大量人员陆续返乡，流动性加大，偏远地区、感染率比较低的地区疫情传播风险加大。对于老年人，尤其是有基础性疾病的老年人、没有感染过、没有接种疫苗的人群要重点加强保护。一是在返乡初期，就是刚刚回到家的时候，返乡人员与家中老年人接触时要戴好口罩，要注意一些咳嗽礼仪。二是加强健康监测，在关注自身健康监测的同时，尤其要密切关注老年人的身体状况，如果出现新冠感染相关症状或者抗原核酸检测阳性时，要及时就医治疗。三是在家中就餐时，建议使用公筷公勺。四是建议老年人尽量不要参加大规模的家庭聚集活动，如果聚会聚餐要减少人数、缩短聚餐时间，聚餐时合理保持就餐距离，做好防护。五是要尽量减少前往人员密集场所，尽量避免长途旅行。如果需要外出的时候，要科学规范佩戴口罩，在戴口罩的时候要注意口罩的密合性，要把口鼻遮住，贴合面部，另外到人群密集的场所、感染风险高的场所时要戴医用外科或者以上级别的口罩，另外也要及时更换口罩等等注意事项，也要注意手卫生和咳嗽礼仪。谢谢。

主持人： 最后再提两个问题。

中新社记者： 根据此前发布的《加强当前农村地区新型冠状病毒感染疫情防控工作方案》的安排，各地要进一步建立健全"五级书记"抓疫情防控的责任体系，请问这一责任体系目前在农村地区的落实情况如何？谢谢。

毛德智： 谢谢您的提问。习近平总书记昨天在视频连线看望慰问基层干部群众的时候，再次强调要坚持像脱贫攻坚那样，"五级书记"抓农村防控，县乡村三级尤其要承担起属地责任。近期以来，各地按照中央的部署要求迅速行动，进一步建立健全了"五级书记"抓农村地区疫情防控的责任体系。比如说在省级层面，各省份党委主要负责同志进一步加强对当地农村地区疫情防控工作的组织领导，第一时间研究部署，深入到农村调研督导。近日，又对春节期间农村地区的疫情防控工作进行了再部署、再推进。市县乡镇村各级都建立健全了党委或者党支部主要负责同志抓农村地区疫情防控的工作机制。"五级书记"抓农村地区疫情防控，关键是要把具体措施落实到村里，各地的农村基层党组织充分地发挥战斗堡垒作用和党员先锋模范作用，党组织书记挂帅，组织带领村里各类组织细化各项防控工作安排，全力落实好各项防控措施。比如说很多地方都建立重点人群的台账并进行了包保联系，预备了人员和车辆来协助做好人员的转诊转运，多种形式宣传防控知识和政策，做好重点场所管理，帮助村民解决困难和问题。像江苏铜山区的跃进村党支部书记牵头组建了社会社区组、医疗服务工作组，成立消杀工作队、医废收集清运工作队、物资保障队、转运工作队来为农民群众做好疫情防控服务工作。

下一步，农村地区疫情防控工作专班还将针对农村地区疫情防控重点，特别是春节期间农村地区走亲访友、红白事、集市庙会等聚集性活动增加的情况，进一步推动压实"五级书记"抓农村地区疫情防控的责任，落实好县乡村三级属地责任，指导村级组织把农村地区疫情防控的各项措施落实落细。村级组织在落实具体措施时也要有温度，不能简单粗暴、"一刀切"。农村地区的疫情防控工作责任大、任务重，广大基层干部非常辛苦，也希望广大的父老乡亲、农民朋友能够给他们多一点理解、支持和配合，大家共同努力，过一个欢乐祥和平安的春节。谢谢。

中国日报记者： 春节假期快到了，民众出游意愿增加，多个平台春节旅游产品的咨询和预订量大幅增加，请问做好春节旅游的疫情防控有哪些针对性举措？对游客有哪些出行提醒？谢谢。

李晓勇： 谢谢这位记者朋友的提问。今年春节假期是实施"乙类乙管"后的第一个长假，民众累积的回乡过年、探亲访友、旅游观光等出行需求集中释放，跨区域人员流动增多，文化和旅游部重点开展了以下几个方面工作：

一是强化预警监测。根据文化和旅游部数据中心的预测数据，今年春节假期深圳、郑州、上海、长沙、三亚等城市旅游热度较高，我们已经向这些城市和地区发布了预报，推动做好各项准备保障工作。

二是强化应急处置。指导各地文化和旅游部的行政部门根据"乙类乙管"的总体方案第十版防控方案以及我部印发的通知要求，结合本地实际，提前分析春节期间疫情防控形势和主要风险，研究制定疫情严重时的防控措施，要求各地落实春节应急值班的工作部署，遇到重要的紧急情况，特别是疫情防控方面的突发情况，第一时间报告，及时采取应对处置措施。

三是强化宣传引导。发布假期出游提示，重点就常态化出游防护，合理安排出游等内容，对游客加强引导，指导各地文化旅游行政部门、公共文化单位、文化和旅游经营单位通过多形式多渠道针对游客，特别是自由行、自驾游游客开展疫情防控知识宣传，普及科学防疫方法。

春节假期将至，文化和旅游部提醒广大游客：合理安排出游，规划好旅游线路和时间。做好个人防护，当好自身健康的第一责任人。注意出行安全、消防安全，倡导文明旅游，度过一个健康、安全、喜庆、祥和的春节。谢谢。

主持人: 谢谢。今天发布会,几位嘉宾为我们介绍了春节期间疫情防控有关情况,再次感谢各位。今天的发布会也是虎年最后一场联防联控机制新闻发布会,在这里提前祝福大家兔年新春大吉、健康吉祥。今天的发布会到此结束,谢谢大家!

国务院联防联控机制就春节期间疫情防控有关情况举行发布会

（第 214 场）

一、基本情况

时　间	2023 年 1 月 30 日
主　题	介绍春节期间疫情防控有关情况
发布人	交通运输部运输服务司副司长　韩敬华
	农业农村部农村合作经济指导司副司长、一级巡视员毛德智
	商务部消费促进司一级巡视员　耿洪洲
	国家卫生健康委基层卫生健康司监察专员　傅卫
	国家移民管理局政策法规司司长　林勇胜
主持人	国家卫生健康委新闻发言人、宣传司副司长　米锋

二、现场实录

主持人：各位媒体朋友，大家下午好！欢迎参加国务院联防联控机制举办的新闻发布会。

春节期间，国务院联防联控机制相关部门持续做好服务保障，广大医务人员和各行业工作者坚守岗位，防控工作平稳有序，"乙类乙管"措施落地见效。目前全国整体疫情已进入低流行水平，各地疫情保持稳步下降态势。

春节后返程人流增加,要做好交通工具等人员密集场所的常态化疫情防控,坚持做好个人防护。

农村仍然是当前疫情防控的重中之重。要始终紧盯关键环节,做好重点人群健康监测,全力保障群众的就医用药需求。随着出入境人员增加,要持续开展疫情监测,动态掌握疫情流行趋势和病毒变异等情况。

今天发布会的主题是:春节期间疫情防控有关情况。

我们请来了:交通运输部运输服务司副司长韩敬华先生;农业农村部农村合作经济指导司副司长、一级巡视员毛德智先生;商务部消费促进司一级巡视员耿洪洲先生;国家卫生健康委基层卫生健康司监察专员傅卫女士;国家移民管理局政策法规司司长林勇胜先生,请他们就大家关心的问题共同回答媒体的提问。

下面,请记者朋友举手提问,提问前请先通报所在的新闻机构。

新京报记者:春节期间人员密集返乡,叠加疫情因素,请问全国基层医疗卫生机构的整体运行情况怎么样? 城乡基层机构的接诊情况怎么样? 谢谢。

傅卫:感谢您的提问。基层医疗卫生机构是疫情防控和医疗救治的第一道防线,在春节期间面临着人员流动加大、返乡人员增多的情况,为更好掌握各地基层医疗卫生机构的运行情况和疫情形势,我们坚持基层医疗机构诊疗情况的日监测、日调度、日报告制度。春节期间城乡基层医疗卫生机构一直保持正常运行,提供发热诊室门诊服务。

从2022年12月21日开展监测以来,乡镇卫生院和社区卫生服务中心发热诊室和普通门急诊的诊疗人次总体呈现先增后降趋势,目前正在平稳回落。在整个春节期间(2023年1月21日至27日),发热诊室的诊疗量处于低位,初一诊疗量最低,之后有一定的回升,但一直低于节前的诊疗量,大约减少40%。和2022年12月23日的峰值比,下降94%。2023年1月27日,基层机构的普通门急诊的诊疗量是203.6万人次,与节前相比减少近三成,约为2022年12月29日普通门急诊峰值的44%。基层医疗卫生机构的运行整体平稳,能够满足群众发热诊疗和其他疾病的就诊需求。各地在春节期间积极地做好重点人群和重症患者的转诊和转运工作,扩充了120转运能力,增加了电话座席,同时组建非急救的转运车队来保障患者的转运需求。上级医疗机构也建立了转诊的绿色通道,简化重症患者的转诊流程,确保及时收治。总的来看,春节期间基层医疗卫生机构的医疗救治和疫情防控工作平稳有序。谢谢。

中央广播电视总台央视记者:今年春节期间全国农村地区疫情形势怎么样?农村地区疫情防控工作专班这期间采取了哪些措施?下一步有什么样的安排?

毛德智:谢谢您的提问。春节期间农村地区的疫情总体平稳,没有出现疫情上升的情况。这期间农村地区疫情防控工作专班主要开展四方面工作:

一是持续压紧压实责任,"五级书记"抓农村地区疫情防控责任全面落实,特别是县乡村三级的属地责任得到了很好的落实。认真地履行好属地责任,充分地发挥农村基层组织作用,织密织牢农村疫情防控网。就初步调度,春节期间各地累计下沉干部380多万人次到农村基层参与疫情防控,农村地区疫情防控工作专班在坚持每两天一次线上视频调度会的基础上,进一步地加密调度频次。同时,各级各地的农村地区疫情防控专班在春节期间坚持24小时在岗值守,随时掌握疫情情况,有序运行,及时解决问题。

二是紧盯重点人群和重点地区。针对农村地区老弱病残孕等重点人群，督促指导各地进一步地落实好包保联系制度，扎实做好卫生健康、生产生活等方面的服务，避免包保联系制度只是停留在口头、书面上，流于形式、有名无实。我们也根据明查暗访情况对一些地方个别地区包保制度执行不好的情况及时督促整改。突出边远山区、牧区、林区和海岛的重点地区，推动落实医疗物资储备、人员力量下沉、巡诊随访服务、志愿队伍组建等措施，确保一旦有事能够及时应对。

三是加快推进补短板。工作专班会同国家卫生健康委、工信部等部门指导各地做好农村地区的医疗物资准备，推动医疗资源下沉，努力消除盲区死角。为基层医疗卫生机构调拨捐赠了一批小分子药物，同时持续配送指脉氧仪、制氧机等，捐赠的药品已于 2023 年 1 月 25 日，就是在大年初四之前已经全部发往农村基层卫生机构。同时，指导线上诊疗平台免费为农民开展问诊服务，并与线下配送药品相结合，及时满足农民群众就医需求。

四是加强宣传引导。大力宣传疫情防控知识，倡导文明新风、减少大操大办，指导各地做好密集型活动和密闭场所管理，加强人员健康监测，最大限度降低风险、减少隐患。春节期间，很多地方党员干部带头，广大农民群众积极响应，适当缩减婚丧嫁娶等聚集性活动规模，取消或者推迟了一些聚餐聚会等活动。

下一步，农村地区疫情防控工作专班将坚持立足当前、着眼长远，继续密切关注农村地区疫情态势，发挥好责任落实、政策协同、基层动员等方面的作用，指导推动各地进一步建立工作机制，夯实群防群控基础，加快补齐短板，不断提升农村地区疫情防控能力。谢谢。

香港经济导报记者：今年春节是疫情防控措施优化调整后的第一个春节，春节假期期间我国消费市场呈现了怎样的特点？谢谢。

耿洪洲：感谢记者朋友的提问。商务部坚决贯彻党中央、国务院决策部署，认真落实"乙类乙管"总体方案要求。节前安排部署，节日期间值班值守，加强市场监测，指导各地商务主管部门统筹做好疫情防控和消费促进工作，推动消费市场实现了"开门红"。据商务部监测，春节期间全国重点零售和餐饮企业销售额与去年春节相比，增长了6.8%。具体来说有几个特点：

一是促消费活动丰富多彩。各地结合春节消费特点，开展了丰富多彩的促消费活动。北京开展冰雪节、上海打造"海派年味"跨年迎新主题活动。黑龙江、浙江、四川等地发放春节消费券，促进节庆消费。天津、江苏、贵州等地举办年货大集，营造节日氛围。全国示范步行街客流量有序恢复，同比增长62.2%。

二是年货等商品销售旺盛。果品礼盒、品质生鲜、有机食品、生肖饰品等年货商品销售火热，应季服饰、美装个护、汽车家电等升级商品的销售增长。商务部重点监测的零售企业粮油食品、服装、金银珠宝、汽车销售同比分别增长9%、6%、4.4%和3.6%。商务部还组织开展了全国网上年货节，发挥积极带动作用，实物商品网上零售额同比增长14.5%。

三是休闲消费精彩纷呈。各地积极创新消费场景，冰雪、文娱、健身、游览等休闲消费快速升温，沉浸式、体验式、互动式消费体验深受欢迎。北京、上海、南京等地推出了国潮与科技融合的新春灯会，营造3D沉浸式消费场景。跨区域出行带动住宿消费加快恢复，部分电商平台住宿营业额同比增长约1倍。

四是生活必需品货丰价稳。据商务部监测，与节前相比，全国大型农副产品批发市场粮油、肉类、鸡蛋日均库存量基本稳定，蔬菜、水果小幅下降。从价格看，粮油、牛羊肉、鸡蛋、水果价格与节前基本持平，猪肉、蔬菜价格小幅上涨。总体情况就是这样，谢谢。

中央广播电视总台财经节目中心记者：今年首个"乙类乙管"春节假期已经结束，很多人选择返乡过年或者出门旅游，请问本次春运情况如何，请给我们介绍一下。谢谢。

韩敬华：谢谢您的提问。今天是春运的第 24 天，2023 年春节假期运输服务保障顺利结束，春运也已过半。从春运前半程来看，全国铁路、公路、水路、民航运行保持平稳，运力配置充足，应急保障有力，安全形势总体稳定。煤炭、粮食、医疗物资等各类重点物资运输畅通。

截至 2023 年 1 月 29 日，全国铁路、公路、水路、民航累计发送旅客 8.92 亿人次，比 2019 年同期下降 46.9%，比 2022 年同期增长 56%。全国高速公路小客车流量累计 7.44 亿辆次，比 2019 年同期增长 14.6%，比 2022 年同期增长 21.5%。春节 7 天假期 2023 年 1 月 21 日至 27 日，全国铁路、公路、水路、民航累计发送旅客 2.26 亿人次，比 2019 年同期下降 46.4%，比 2022 年同期增长 71.2%。高速公路小客车流量 3.06 亿辆次，比 2019 年同期增长 15.6%，比 2022 年同期增长 33%。

2023 年 1 月 27 日正月初六，返程客流迎来高峰，当日全国铁路、公路、水路、民航共发送旅客 5 092 万人次，比 2019 年同期下降 46.7%，比 2022 年同期增长 83.1%。其中铁路发送旅客 1 218.5 万人次，比 2019 年同期下降 3.6%，比 2022 年同期增长 34.6%。公路发送旅客 3 628 万人次，比 2019 年同期下降 54.3%，比 2022 年同期增长 114.4%。水路发送旅客 73.5 万人次，比 2019 年同期下降 55.3%，比 2022 年同期增长 53.5%。民航发送旅客 172 万人次，比 2019 年同期下降 15.1%，比 2022 年同期增长 39.8%。全国高速公路小客车流量 6 029.1 万辆次，比 2019 年同期增长 32%，比 2022 年同期增长 29.7%，小客车流量达到了历年春运以来最高峰。

下一步，交通运输部将会同春运工作专班各成员单位，密切跟踪疫情形势,动态研判客流和货流趋势,加强统筹协调和服务保障,切实做好春运后半程运输组织、疫情防控和物流保通保畅等各项工作,全力保障人民群众平安健康便捷舒畅出行,全力保障重点物资畅通有序。谢谢。

人民日报记者:老年人作为重点人群在春节期间健康服务工作推进情况如何。如果出现危重症风险,怎样确保及时发现?谢谢。

傅卫:谢谢这位记者的提问。大家一直非常关注老年人的健康问题。针对春节期间人口流动比较大、返乡人员多的情况,为了更好保护老年人等易感人群,我们专门制定了《新冠重点人群管理服务与健康监测指南》,去年12月开始对65岁以上有基础疾病的重点人群开展健康调查并且进行了风险分类分级服务,在此基础上,进一步规范分级服务流程,明确联系要点,细化监测内容,并通过多种形式对基层医务人员进行了全员培训。

与此同时与农业农村、民政等部门指导各地落实"五级书记"抓疫情防控,压实基层党组织责任,充分发挥基层包保团队和基层医务人员等各方面力量,对老年人等重点人群落实落细健康服务。通过多种方式对有重症高风险和中风险的重点人群每周联系分别不少于3次和2次,动态掌握他们的基础疾病情况和健康状况,其他较低风险的重点人群,根据实际需要进行联系。在重点人群出现了感染新冠病毒或者基础疾病加重的情况时进一步加密联系,对于居家治疗的感染人群主要是指导他们对症用药和及时地监测和随访。对于重症风险高或者出现重症倾向的感染人员立即指导就诊和转诊,对于出现危重症风险的重点人群做到"早发现、早识别、早干预、早转诊"。我们也注意到,春节期间有老人的家庭也特别在意和关心老年人健康状况,通过调整拜年方式、减少外出频次等都有力有效地保护了老年人的生命安全和身体健康。

根据监测,今年春节期间乡镇卫生院和社区卫生服务中心累计对65岁以上的重点人群上门服务和随访达到989.7万人次,通过各种形式(电话、微信、视频等)提供健康咨询有1189.2万人次,指导转诊4万人。从监测数据看,通过城乡基层机构指导转诊人数总体呈下降趋势,低于节前转诊数量。节后我们依然面临返程高峰、人员流动、聚集性活动以及春运的实际,我们要求各地不能掉以轻心,要持续精准做好包括老年人等易感人群的健康服务和指导。谢谢。

中新社记者: 近期国家移民管理局公布了春节假期的出入境数据,出入境人员数量和去年相比有明显增长,请介绍一下这方面的具体情况。谢谢。

林勇胜: 谢谢您的提问。2023年1月28日,国家移民管理局对外公布了春节假期全国出入境情况,出入境人员数量较2022年春节假期上升120.5%,得到了广泛关注。下面我再具体介绍一下春节假期人员出入境的主要特点和情况。

一是出境入境双向增长。2023年1月21日至27日春节假期,全国移民管理机构共检查出入境人员287.7万人次,其中入境143.4万人次,较去年春节假期上升123.2%;出境144.3万人次,较去年春节假期上升117.8%。二是海陆空口岸全面增长。空港、水运、陆路口岸出入境人员分别为33.3万人次、13.9万人次、240.5万人次,较去年春节假期分别上升241.8%、68.6%和113.8%。三是内地居民前往港澳地区占比高。春节假期,内地居民出入境人数进一步增多,其中前往澳门地区49.8万人次、香港地区10.4万人次,占内地居民出境总量的81.2%。四是口岸通关顺畅。为有效应对中外人员出入境高峰,全国移民管理机构备足警力、开足通道,提前发布出入境流量预测和口岸通关提示,及时疏导出入境客流。春节假期,出入境人数最多的空港、水运、陆地口岸,分别是上海浦东日均 1.5 万人次、深圳蛇口日均 0.6 万人次、珠海拱北日均 15.4 万人次。全国口岸通关顺畅、秩序井然、安全平稳。

此外,国家移民管理局部署全国公安机关出入境管理部门节日期间继续开通"绿色通道",实行"急事急办",24 小时应急服务等便民举措,为有紧急出国(境)需求人员提供申办出入境证件便利,为来华在华外国人提供必要的入出境、停居留便利,进一步保障促进中外人员正常往来和交流合作。春节期间,内地居民出境 74.1 万人次,较去年春节假期上升 93.7%;外国人来华 7.1 万人次,较去年春节假期上升 121%。谢谢。

中央广播电视总台央广记者: 近期中国疾病预防控制中心发布了全国新冠病毒感染情况,报告显示,目前流行的毒株主要还是 BA.5.2 和 BF.7。请问随着春节人员流动频繁,是否会有新的变异毒株的传入,我国是否做好了应对其他病毒变异株传入的准备? 谢谢。

主持人: 今天发布会请来了中国疾病预防控制中心病毒病所研究员陈操先生,请他来回答这个问题。

陈操: 感谢您的提问。从新冠病毒感染疫情以来,我们国家一直开展新冠病毒的变异株监测工作,也为早期疫情流调溯源提供了重要线索和支撑。同时这个过程也积累了大量经验和数据。根据监测数据显示,本轮疫情主要还是以 BA.5.2、BF.7 为主要流行株,目前没有监测到其他优势病毒株。春节假期期间,我们收到全国各省上报的新冠病毒全基因组序列 1 421 条,经过分析发现他们有 11 个进化分支,仍旧以 BA.5.2、BF.7 为主,没有发现新的变异株输入。

当前春运正在进行中,高校近期也要陆续开学,下一步我们将继续指导全国做好新冠病毒变异监测工作,继续对哨点医院中的门(急)诊病例、重症病例、死亡病例还有特殊人群开展新冠病毒的变异监测。同时,同其他部门对海陆空口岸的入境人员进行新冠病毒的变异监测,及时预警并采取相应的防控措施。谢谢。

农民日报记者:春节期间返乡人员增多,城乡基层防疫备受关注,请问春节期间基层发热诊室运行情况如何?药品供应和防疫物资是否充足?谢谢。

傅卫:谢谢记者的提问。基层疫情防控工作备受关注,为了做好这项工作,我们围绕保健康、防重症,积极推动各地加快基层发热诊室的设置。去年年底前,全国的乡镇卫生院和社区卫生服务中心实现了发热诊室"应设尽设、应开尽开"。春节期间,各地基层医疗卫生机构都正常运行,所有发热诊室正常运行,及时做好轻症患者的对症治疗和重症患者的早识别、早转诊。

关于您提到药品供应和防疫物资的问题,我们一直作为一项重点工作在抓。春节前,国务院联防联控机制综合组印发了《基层医疗卫生机构诊疗新冠病毒感染物资配备参考标准》,农村地区疫情防控工作专班、国务院联防联控机制医疗物资保障组、综合组联合印发了《关于做好农村地区医疗物资保障工作的通知》,要求各地组织摸排、统筹调配、强化物资保供,尽快使基层医疗卫生机构物资配备达到相应标准。同时,我们坚持每日监测调度,动态掌握乡镇卫生院和社区卫生服务中心的药品配备、物资储备和使用情况,对各省配备情况及时进行通报和督促。

从各地监测数据看,2023年1月份以来,乡镇卫生院和社区卫生服务中心药品配备状况在持续改善,目前94%以上城乡基层医疗机构所配的中药、解热、止咳三类药品可用一周以上,85%以上的基层医疗机构达到了两周以上的储备量,有一些乡镇卫生院和社区卫生中心还配备了小分子抗病毒药物。在相关设备配置方面,我们与农业农村部、工信部加强基层医疗卫生机构指脉氧仪、制氧机等设备的配备,提高早期识别和服务能力,预防和减少轻症转为重症。根据统计,截至1月27日,全国基层医疗卫生机构共配备指脉氧仪289.4万个,制氧机21.9万台。谢谢。

新华社记者:偏远山区、牧区、林区、海岛,"三区一岛"的疫情防控工作是重点和薄弱地区,请问"三区一岛"采取了哪些措施?谢谢。

毛德智:偏远山区、牧区、林区、海岛这"三区一岛"是农村地区疫情防控的薄弱环节,也可以说是全国疫情防控中薄弱中的薄弱。党中央、国务院对做好"三区一岛"的疫情防控工作高度重视,农村地区疫情防控工作专班专门印发了关于做好"三区一岛"疫情防控工作的意见,会同国家卫生健康委、工信部等部门统筹协调、加强指导,督促各地进一步抓细抓实各项防控工作。文件印发后,各地积极做好贯彻落实。目前看,"三区一岛"疫情防控工作得到了很大提高。近期农村地区疫情防控工作专班主要在四个方面开展工作:

一是落实重点人群包保机制。摸清"三区一岛"老幼病残孕这五类重点人群基础信息的前提下,安排包保人员主要是农村基层的两委干部、村医和网格员等362万人进行包保联系。通过敲门行动、电话联系、建立微信群等方式积极开展"点对点"联系服务,努力做到不漏一户、不落一人。

二是组织开展巡诊服务。根据"三区一岛"地理位置、交通状况等特点和实际需要,推动各地配足乡村两级医疗人员,引导各地进一步下沉医疗力量,协调做好医疗服务巡诊,开展医务人员"上山下海"诊疗服务、送医送药上门,方便群众就医购药。

三是加强药品储备。推动各地在防疫药品和医疗设备分配时向"三区一岛"倾斜,比如广东、福建、浙江这些地方都有很好的做法。保障防疫药品储备量达到 2 周以上,增强应对突发事件的能力。

四是做好转运转诊。督促指导各地为所属乡镇医疗卫生机构至少配备 1 台救护车,同时动员安排一些志愿人员和社会车辆提供转运转诊的协助工作,确保重症病患能及时送医就诊。谢谢。

中国交通报记者: 春节期间客流增加,交通物流面临较大压力,春节假期期间全国交通物流保通保畅情况是怎么样的?谢谢。

韩敬华: 谢谢您的提问。交通运输部坚决贯彻落实党中央、国务院决策部署,充分发挥国务院物流保通保畅工作领导小组办公室作用,会同各成员单位加强统筹部署和跟踪调度,强化运行监测和值班值守。春节假期期间全国交通"大动脉"和物流"微循环"总体畅通,医疗物资、能源粮食、民生物资等各类重点物资运输安全顺畅有序。

一是强化供需对接,保障医疗物资运输及时响应。与工信部、国家卫生健康委紧密对接,及时掌握全国重点医疗物资运输需求分布和流向,督促指导各地交通运输主管部门和重点物流企业,与重点医疗物资保供企业主动对接,靠前服务,加强人力、运力储备,"一企一策"制定运输保障方案,"一事一协调"解决企业运输问题,全力保障各保供企业重点医疗物资运输需求。

二是加强统筹调度,保障重点物资运输顺畅有序。坚持重点物资运输保障日调度制度,对重点省份、重点物流企业加强跟踪调度,确保各类重点物资及时运达。指导大型骨干物流运输企业,研究制定春节假期运输保障方案,通过安排员工轮休等措施,鼓励一线从业人员在假期期间继续上岗开展物流运输服务,确保春节期间医疗防疫、民生保障等重点物资运输不中断。

三是紧盯重点区域,提升农村地区运输保障能力。指导各地充分发挥大型骨干寄递物流企业作用,健全完善春节假期应急运输保障方案,强化农村地区、偏远山区等区域人力、运力调配,及时补充运力缺口,畅通末端配送"最后一公里",确保各类重点物资及时送达。

下一步,我们将密切跟踪疫情形势变化,继续聚焦医疗物资、能源粮食、民生物资等各类重点物资运输需求,促进供需对接、强化运输组织、加强末端服务,确保重点物资运输安全有序。

如果在交通物流保通保畅方面遇到问题,可拨打各省交通物流保通保畅 24 小时值班电话和国务院物流保通保畅工作领导小组办公室电话010-65292831,我们将"一事一协调"做好服务保障。谢谢。

凤凰卫视记者:今年是实施"乙类乙管"后的首个春节假期,请问餐饮消费等生活服务消费方面恢复情况是怎么样的?有关部门在加强重点场所疫情防控方面采取了哪些举措?谢谢。

耿洪洲:感谢您的提问。春节前夕,商务部按照"乙类乙管"总体方案和第十版防控方案的要求,指导餐饮、住宿、沐浴、美容美发、人像摄影等生活服务领域的行业协会,及时调整更新疫情防控操作指南,并通过多种方式提醒会员企业做好春节期间疫情防控工作。商务部还要求各地商务主管部门加强督导落实,指导餐饮、沐浴等重点场所按照属地要求做好疫情防控工作,确保消费者放心、安心、舒心消费。

随着疫情防控措施的持续优化,助企纾困和促消费政策不断落地,春节期间生活服务消费复苏明显。其中,餐饮消费表现抢眼。有关平台数据显示,春节假期餐饮堂食消费同比增长 15.4%,店均消费增长 10.8%。年夜饭消费好于预期,北京市餐饮协会数据显示,多家品牌餐饮企业包间预订火爆,门店包间翻台率达到 200%。同时,旅游升温带动异地餐饮消费大幅增长,四川异地消费者占比约三分之一,日均消费额同比增长 43%,对餐饮消费的贡献达到 47.6%。

下一步,商务部将积极支持各地在做好疫情防控的同时,开展"中华美食荟"等促消费活动,推动生活服务消费恢复发展。谢谢。

中国日报记者: 春节假期历来是物资需求的旺季,跨境物流增多,请问国家移民管理局今年春节货运交通运输工具出入境的情况是怎样的?谢谢。

林勇胜: 谢谢您的提问。为全力确保跨境货物、交通运输工具以及保障服务人员顺畅通行,今年初,国家移民管理局优化出入境政策措施,施行空港口岸重点货运航班"绿色通道",陆路口岸重点物资车辆"快速通道",水运口岸"边检登轮码"网上自助办理等便利举措,春节假期全国移民管理机构针对节日跨境货物运输特点,优化通关流程,提高查验效率,为鲜活产品、民生物资、春耕生产物资等提供优先通关服务,助力跨境物流高效运行、畅通安全。据统计,与往年春节假期相比,2023 年春节的出入境货运交通运输工具总量大幅增长,已超过 2019 年春节假期数量。

春节假期,全国移民管理机构共检查货运交通工具 5.1 万次,较 2019 年春节假期上升 42.2%。其中,出入境货运汽车数量最多,达 4.5 万辆次,较 2019 年春节假期上升 39.7%。随后依次为出入境货轮、货机和货运列车,分别为 0.29 万艘次、0.17 万架次、0.15 万列次,较 2019 年春节假期分别上升 34%、155%、66.8%。

下一步,国家移民管理局将更好统筹疫情防控和经济社会发展,进一步做好各项通关保障工作,全力保障跨境物流畅通、产业链供应链稳定。谢谢。

澎湃新闻记者：今年春运客流大幅增长，请问交通运输部门采取哪些措施降低春运期间疫情传播风险。谢谢。

韩敬华：今年是疫情防控进入新阶段的第一个春运，返乡探亲、休闲旅游等出行需求旺盛，客流量比去年同期有较大幅度增长。为有效降低人员流动带来的疫情传播风险，我们坚持底线思维、精心谋划、系统部署，全力统筹做好疫情防控和春运服务各项工作。

一是制定落实防疫指南，细化实化疫情防控措施。按照"乙类乙管"要求，结合春运客流特点，我们制定了综合运输春运新冠病毒疫情防控指南，明确了场站和交通运输工具消毒通风、从业人员防护、宣传引导、应急处置等4方面14项防疫举措。加强调度督促，指导各地严格执行指南要求，对场站内乘客接触区域、设施设备和交通运输工具进行消毒和通风，加强从业人员健康监测和防护，一旦出现症状第一时间停止作业，保障运输防疫安全。

二是优化运输服务举措，最大程度减少感染风险。我们积极提供线上购票、电子客票、自助验票等无接触式服务，减少不必要人员接触。加强客运场站客流组织，引导公众有序排队、分散候乘，降低人员聚集度。加大高峰期运力投入，根据群众需求开行"点对点"包车、增开夜间公交，强化不同运输方式间衔接，提升运输服务能力，减少人员聚集和长时间等待。同时，一些重点客运场站还准备了退烧药、温度计等必备防疫物资，以应对突发情况。

三是组织开展监督检查，落实疫情防控主体责任。为落实落细交通运输防疫举措，各级交通运输部门开展了多种形式的综合和专项检查。春节前，交通运输部会同有关部门赴13个省份开展监督检查，督促运输经营者严格落实客运场站和交通工具的消毒通风、运输组织、人员防护等疫情防控举措，坚决严防疫情通过交通运输传播扩散。

四是加强防疫宣传，引导群众理性错峰出行。充分利用"车、船、机、路、港、站"等服务保障窗口以及电视、广播、网络等媒体渠道，加强防疫宣传，及时发布出行信息，引导公众理性出行、错峰避峰出行，提醒乘客避免带病乘坐公共交通工具，出行期间全程规范佩戴口罩，主动减少聚集，做自己健康的第一责任人。

当前，正处于节后返程高峰，借此机会提醒广大旅客，为了大家平安健康，在出入客运场站、乘坐公共交通工具过程中，请全程佩戴口罩，携手共同做好交通运输疫情防控工作。祝大家返程安全顺利。谢谢。

中国三农发布记者：再过几天就是二十四节气的立春了，即将迎来春耕时节，今年春耕工作上有哪些安排？"乙类乙管"背景下如何兼顾疫情防控同时不误春耕生产的农时。谢谢。

毛德智：谢谢您的提问，马上要立春了，当前全国从南到北陆续进入春季农业生产的大忙时节。人误地一时，地误人一年。春耕生产农时季节耽误不得，更耽误不起。在"乙类乙管"背景下，必须统筹抓好疫情防控和春耕生产，确保两不误。对此，农业农村部坚持两手抓，早准备、早部署、早落实。从目前情况看，夏季粮油生产的基础较好，全国农村疫情形势总体平稳，春耕备耕工作有序推进，冬小麦长势好于上年，冬油菜的苗情与常年相当。同时肉蛋奶、果菜鱼等菜篮子产品总量充足，农资供应总体充足。春季农业生产环环紧扣，丝毫不能放松。

下一步，农业农村部将着力强化责任落实，狠抓措施落地，有力有序推进春季农业生产。主要有四个方面：

一是强化春季田管，科学防灾减灾。继续开展下沉一线包省包片联系，因地因苗加强技术指导,及时防范春旱、倒春寒、病虫害等灾害。1月29日农业农村部派出11个专家组,赴重点地区开展防灾减灾和春耕备耕的调研指导。二是层层压实责任,确保春播面积落实。指导各地合理安排种植结构,稳定水稻、小麦、玉米的生产,同时扩大大豆、油料播种面积。三是加强服务保障,抓好春管春耕。加强农资供应保障,组织好跨区调剂调运,畅通配送下摆。加强农情调度,及时提出指导意见,提供信息服务。发挥好各类农业社会化服务组织作用,帮助小农户种好地。四是落实扶持政策,保护调动生产积极性。会同相关部门继续落实好最低收购价、生产者补贴等政策,调动农业生产经营积极性,促进增产增收,确保再获丰收。谢谢。

主持人: 今天的发布会几位嘉宾就春节期间的疫情防控回答了大家提出的问题,再次感谢各位。今天发布会到此结束,谢谢大家!

国务院联防联控机制就重点人群、重点机构、重点场所疫情防控情况举行发布会

（第 215 场）

一、基本情况

时　间	2023 年 2 月 9 日
主　题	介绍重点人群、重点机构、重点场所疫情防控情况
发布人	教育部体育卫生与艺术教育司副司长、一级巡视员　刘培俊
	农业农村部农村合作经济指导司副司长、一级巡视员
	毛德智
	中国疾控中心流行病学首席专家　吴尊友
	中国疾控中心病毒病所研究员　陈操
主持人	国家卫生健康委新闻发言人、宣传司副司长　米锋

二、现场实录

主持人： 各位媒体朋友，大家下午好！欢迎参加国务院联防联控机制举办的新闻发布会。

近期，全国疫情日趋平稳，总体向好态势持续巩固。目前监测未发现病毒变异株传播力、免疫逃逸能力和致病力明显增强的情况。

当前，各地中小学相继开学，农村春耕陆续开始。要慎终如始抓好疫情防控，继续做好老年人等重点人群健康服务，加强农村地区物资保障，坚持城乡社区乡镇网格化管理，确保有风险人员及时发现、救治和转诊。

要重视商场、超市、农贸市场等重点场所疫情防控,继续坚持养老院、儿童福利院、幼儿园和学校等重点机构防控措施,做好相关人员健康监测,加强从业人员个人防护。

今天发布会的主题是:重点人群、重点机构、重点场所疫情防控有关情况。我们请来了:教育部体育卫生与艺术教育司副司长、一级巡视员刘培俊先生;农业农村部农村合作经济指导司副司长、一级巡视员毛德智先生;中国疾控中心流行病学首席专家吴尊友先生;中国疾控中心病毒病所研究员陈操先生,请他们共同回答记者的提问。

下面,请各位记者朋友提问,提问前请先通报所在的新闻机构。

中央广播电视总台央视记者: 我们国家在实施"乙类乙管"的时候,本轮疫情已经过了高峰期,请问如果按照"乙类乙管"的防控策略和措施,能否有效应对可能出现的下一波疫情?下一波疫情是否还会有本轮疫情这么大的规模?谢谢。

吴尊友: 谢谢这位记者朋友的提问。新冠病毒感染从"乙类甲管"调整为"乙类乙管"后,优化调整的防控措施对于及时发现疫情、有效控制疫情仍然有效。三年来,我们针对疫情形势的不断变化和病毒的不断变异,科学研究,审慎分析,先后印发了十版防控方案和诊疗方案,因时因势优化调整防控措施,从武汉保卫战、湖北保卫战取得的决定性成果,到成功控制由德尔塔变异毒株引发的疫情,再到迎战奥密克戎变异株,从提出"早发现、早报告、早隔离、早治疗",再到实现应检尽检、应隔尽隔、应收尽收、应治尽治,我们避免了致病力较强的原始毒株、德尔塔毒株等大范围传播流行,极大的减少了重症和死亡。相比于三年前,奥密克戎毒株的致病性明显减弱了,我们拥有了对病毒更深入的了解,有更多的抗病毒药物可以选择,同时也更丰富了我们新冠中西医救治的经验。

实施"乙类乙管"措施以来,全国的疫情日趋平稳,防控工作转段平稳有序。

我国刚刚经历了一次全国性的新冠病毒感染流行,多数人已经康复了,还有部分人仍在康复之中。这个时段,在全国范围内人群的免疫保护力是处在一个较高的时期,所以近几个月再出现新一波新冠病毒感染疫情的可能性比较小。今后再出现类似于这次大规模流行的可能性也比较小。随着我国优化防控策略措施,新冠病毒感染疫情在未来可能会断断续续在局部地区、部分人群、一段时间内发生,出现全国范围内短时间集中大规模流行的可能性比较小。谢谢!

中国教育电视台记者: 近期,全国多地陆续发布了春季开学的安排。作为新冠病毒感染调整为"乙类乙管"之后的首个开学季,请问教育部门在指导学校做好春季开学方面做了哪些工作部署呢?谢谢。

刘培俊: 感谢您的提问,感谢你对春季学期学校的开学返校安排关心。

2023年以来,各级教育部门和学校认真贯彻党中央、国务院决策部署,全面落实国家"乙类乙管"政策要求,推动学校疫情防控平稳转段过渡,保持各级各类学校教育教学正常秩序。今年春季,各地迎来"乙类乙管"后第一个开学季,开学返校事关近3亿师生的生活、学习和工作,社会普遍关心,各界广泛关注,为保障学校顺利开学和学生的安全返校,各级教育部门利用寒假"窗口期"开展了系列工作部署,指导学校扎实做好春季开学的各项准备:

第一,完善政策体系,支持春季开学疫情防控。

2022年底以来,教育部会同国家有关部门按照国家"乙类乙管"的政策要求,制订了学校疫情防控的总体方案,颁布了学校疫情防控操作指南,并发布了校园疫情应对的多项预案,统筹细化各项措施,细化各项要求,为今年春季开学做好政策准备。

第二，发文部署开学，明确开学前后各项任务。

春节前，教育部就发出通知部署开学，召开了全国教育系统疫情防控工作视频会议，各级教育部门指导学校制订开学工作方案，完善开学返校各项预案，做好开学前的各项工作。

第三，开展调研督查，指导各地学校开学进展。

据各地上报情况，2023年春季中小学开学由属地教育部门统筹安排，主要集中在2月初元宵节前后到15日开学，高等学校由高校据实错峰合理安排开学时间，主要集中在2月初元宵节前后，到2月底。当前，各级教育部门正在进行开学检查，指导督促学校确保开学准备及时到位，确保春季学期校园安全。

第四，加强部门协同，增强学校疫情防控能力。

教育部门会同卫生健康委、疾控等部门，加强中小学卫生室、保健室和高校校医院、健康驿站建设，配强专业力量。开展开学前后师生健康监测，建立全体师生健康台账，跟进做好健康服务。教育部门还会同工信等部门支持学校按照标准储备充足适用的新冠病毒感染对症治疗药物、口罩以及抗原检测试剂等防疫物资，为春季开学做好物资准备。

第五，举办专题培训，提升学校的防疫技术水平。

2023年1月中，教育部举办了全国学校疫情防控能力提升培训，地方各级教育部门也开展了相关的技术培训，帮助大中小学校领导、医护防疫人员、学校心理健康教师、中小学班主任、各高校辅导员吃透政策、了解形势、掌握技术，提高学校应对疫情和应急管理的能力。

总的来看，当前全国疫情形势总体平稳，学校疫情防控政策已经明确，各地开学准备基本到位，今年春季全国学校能够实现如期、正常、安全开学。如无特殊情况，学校一般不提前开学；如无疫情风险，学生一般不延迟返校。

一年之计在于春。春季开学之后,教育部门将继续会同有关部门,分类指导高等学校、中小学校和托幼机构全面落实国家疫情防控政策,平稳实现学校疫情防控转段过渡,有效恢复学校正常教育教学秩序,及时回应返校师生的各项关切,持续保障师生健康和校园安全稳定。谢谢!

中央广播电视总台财经节目中心记者:1月初我国取消入境隔离,2月6日以来,我国的内地和港澳人员全面恢复人员往来,我们看到出入境人员也有所增加,从疫情监测的角度来看,是否有新的毒株输入?我们有哪些应对措施?谢谢。

陈操:谢谢你的提问。我国的监测数据显示,从2023年1月1日以来,从全国各个口岸入境人员当中监测到了39种进化分支,全部为奥密克戎变异株,以BA.5.2和BF.7及其亚分支为主,到目前为止还没有监测到传播力、致病力、免疫逃逸能力明显增加的新型变异株流行。

从去年12月份以来,我们就已经进一步优化和调整了监测方案,公布了一系列病毒变异监测相关工作方案,指导各地对输入病例和本土病例进行监测。当前,春运尚未结束,学校陆续开学,我们将会根据现阶段病毒变异株监测的结果,及时组织多领域的专家进行综合研判。谢谢!

中国三农发布记者:近日,农村地区疫情已进入低流行水平,请问下一步如何在做好统筹疫情防控和农业生产的同时,继续做好农村重点人群包保联系?

毛德智:谢谢您的提问。前段时期,包保联系服务农村的老幼病残孕等五类重点人群,起到了"早发现、早识别、早干预、早转诊"的关口前移的作用。下一步,在统筹疫情防控和农业生产各项工作时,仍然要高度关注农村这些重点人群,来常态化地做好包保联系的服务工作。主要是四个方面:

一是坚持责任落实不放松。持续推进"五级书记"抓农村地区疫情防控的责任落实,指导各地农村地区疫情防控工作专班做好"平急转换",充分发挥农村基层组织的作用,进一步抓好农村五类重点人群疫情防控、生产生活服务等工作。

二是聚焦能力提升补短板。农村地区疫情防控工作专班组建以来,会同各方面共同努力,为农村基层医疗卫生机构配送了一些急缺的诊疗仪器和药品。但是农村地区医疗基础薄弱的问题依然是比较突出的,下一步将按照统筹城乡基础设施和公共服务布局,建设宜居宜业和美乡村的部署,把农村地区疫情防控、乡村医疗卫生服务体系建设都纳入到全面推进乡村振兴的工作中来,统一部署,一体推进,尽快补齐农村地区医疗卫生薄弱的短板。

三是突出服务实效强机制。春节过后,包保联系服务重点人群可能会有一些变化,比如说留守儿童、独居老人等等,有可能增加,也有可能会减少。针对这种情况,各地要动态掌握优化包保联系的服务机制,把疫情防控、生产生活等包保联系服务的工作做细做实,让重点人群真正能够"见医、见药、见干部",能够得到及时帮助。

四是强化宣传引导防懈怠。要健全疫情防控常态化机制,继续做好防疫知识的宣传教育,防止松懈麻痹。要引导老年人等重点人群打疫苗,倡导勤洗手、戴口罩,养成良好的卫生习惯,最大限度地降低感染风险。谢谢!

广东广播电视台记者: 目前全国各地相继开学,有人反映自己的孩子还没有阳过,担心他们与同学接触以后会有感染风险。而另一方面有老人就因为还没有"阳"过不敢出门,请问专家如何看待这样的担心,对这样的人群有什么样的建议呢?谢谢。

吴尊友: 谢谢这位记者朋友的提问。那些还没有"阳"过的孩子或者老人,应该说他们采取了有效的防护措施,预防了自己的感染,或者说他们天生的免疫保护力就比较强。不管是哪种原因使他们没有感染,我们可以这样来分析,在全国性大规模流行期间感染的风险比较高,这些人都没有发生感染,现在全国大规模流行的高峰期已过,全国范围内感染的风险比较低,他们再发生感染的可能性就比较小。如果说对他们有什么建议的话,有两点:第一,继续做好个人的防护措施,预防感染;第二,如果还没有接种疫苗,尽快接种疫苗。如果符合加强针接种条件的,尽快进行加强针的接种。谢谢!

凤凰卫视记者: 我们注意到,在已经颁布的《学校新型冠状病毒感染防控工作方案》和《新型冠状病毒感染疫情防控操作指南》中,提到了要求加强高校健康驿站建设。请问,目前高校健康驿站建设情况如何?另外怎样发挥好高校健康驿站的重要作用?谢谢。

刘培俊: 感谢这位记者的提问,感谢你关心与高校疫情防控特别是高校健康驿站的建设、管理和它的作用。

正像您注意到的,《新型冠状病毒感染疫情防控操作指南》和《学校新型冠状病毒感染防控工作方案》提出各项措施,并一致要求,高校要建设健康驿站,为校内感染者提供感染期内相对分离的空间、健康监测和相关服务。各级教育部门高度重视高校的健康驿站建设,加强部署调度,做好规范指引,支持高校健康驿站建设成符合医疗标准、体现学校特色、满足师生需求的健康之站,也是爱心之站。

第一，颁布了规范指引，推进健康驿站建设普及。

印发《普通高等学校健康驿站建设管理指引（试行）》，明确了高校健康驿站建设要求，推动高校在属地政府部门的支持下，依托校医院、医疗机构科学统筹高校内外的医疗服务资源，建成符合规范标准的健康驿站。目前，全国高校均已建成健康驿站。将根据实际需要和规范要求，执行入站标准，开展在站服务，做好出站安排。

第二，实行动态监测，支持健康驿站质量达标。

开展了全国高校健康驿站自查工作，全面摸排建设情况，逐校建立了人员、物资和工作台账，支持高校按标准安排驿站的床位数，配备足量医护和服务保障人员，储备医疗药品和器材，开设校内发热诊疗点，实行24小时值班值守制度，为校内师生提供便捷的医疗和相关服务。

第三，加强部门支持，确保健康驿站运行规范。

学校属地的卫生健康委、疾控和教育等部门指导支持高校建立与相关医院的稳定对接机制，协调属地医院包联学校，安排医院医护人员驻校共同工作，健全将校内有关病例转至相关医院专业救治的绿色通道，为疫情的流行做好应对准备。

第四，开展专业培训，提升健康驿站管理能力。

教育部组织开展了全国高校健康驿站管理能力提升培训，各地教育部门也会同属地卫生健康委、疾控部门分级开展专项培训，全面提升高校健康驿站分管校领导、校医院医护人员和驿站工作人员的疫情应对能力。

春季开学后，教育部门将继续会同属地有关部门，支持高校巩固健康驿站建设，强化健康驿站管理，优化健康驿站服务，关心关爱师生，实行接诉即办，及时回应关切，持续保障高校师生的健康和校园的安全稳定。**谢谢！**

每日经济新闻记者：我们关注到，近期多地公布开展新冠抗体检测服务，请问开展抗体检测的目的是什么？有怎样的指导意义？哪些人群需要做抗体检测？谢谢。

陈操：感谢这位记者的提问。健康人群感染了新冠病毒康复后，或者接种了新冠疫苗以后，在体内会留存免疫应答诱导的抗新冠病毒的抗体，包括结合抗体和中和抗体。抗体检测其实是基于严谨实验设计的随机样本抗体检测，又称为血清学调查。它的目的是为了获得各年龄组、城乡人群特异性抗体水平，尤其是中和抗体的水平，从而了解人群的"免疫本底"，估算全人群抗新冠病毒抗体的水平，推算出人群的感染水平。另一方面，通过这种血清学调查，也可以获得对不同变异株的交叉保护的水平，分析免疫持久性，通过这种血清学的调查，我们可以为国家的免疫策略和防控策略的调整提供数据支撑和科学依据。

血清学调查适用的人群一般包括以下几类：一是尚未接种疫苗，但是也没有感染的人群，用以估算隐性感染水平；二是接种了疫苗但是没有感染，用以估算疫苗接种后抗体的水平；三是近期感染康复后的人群，用于估算抗体持续水平和接种加强针的时间。谢谢！

中国日报记者：抗疫已经三年了，请问专家，我们现在对病毒的了解到什么样的程度？病毒在三年来总体变化的特点如何？下一步进一步变化的趋势如何？谢谢。

吴尊友：谢谢这位记者朋友的提问。与新冠病毒作斗争已经三年了，我们对新冠病毒的认识也在不断提高。我们认识到，新冠病毒的变异速度非常快，从全球范围来看，微小的病毒变异几乎每天都在发生，发生生物特性较大变化的变异，这种变异的时间间隔数月不等，使得它的传染性、致病性、免疫逃逸能力发生变化,再加上全球各国防控措施的不同,就造成了在全球范围内一波又一波的新冠病毒感染疫情的发生。总体来看,新冠流行三年了,病毒一直持续地在发生变异,并呈现出这样的趋势,就是传染性在增强,免疫逃逸能力在增强,但是致病性在减弱。我们可以从世界卫生组织网站公布的死亡和病例数的比例来看它的致病性,2020年该比例为2.33%,2021年为1.72%,2022年为0.28%。在2022年12月份,只有0.08%。这一组数据可以看出,新冠病毒变异的变化对人类生命安全的威胁在减弱,当然其中也不排除我们人类与新冠病毒的抗争,特别是新冠疫苗的广泛应用。

在未来,病毒会不会变得传染性更强、致病性更强?从目前来看,未来出现比现在传染性更强的变异毒株,这种可能性非常小;出现致病性加强,或者说病毒出现"返祖"到德尔塔病毒,甚至原始毒株的可能性也是非常小。谢谢!

新华社记者:我还想接着问农村地区防疫的问题。刚才介绍了我国农村地区在抓紧补齐公共卫生服务的短板,我们知道在偏远山区、牧区、林区、海岛等地方公共卫生服务是有较大难度的,请问农村地区疫情防控工作专班下一步有哪些考虑和具体部署?谢谢。

毛德智:谢谢您的提问。偏远山区、林区、牧区和海岛这"三区一岛"因为位置偏远、交通不便、居住分散、通信也不是很畅通等方面的因素,所以它一直是我们农村地区疫情防控中需要特别关注的区域。这段时间以来,我们指导各地认真贯彻工作部署,积极地推进"三区一岛"防疫工作的能力提升。当前重点在做好以上工作基础上,特别突出"四个加强"。

一是加强疫情监测。指导各地持续做好"三区一岛"的疫情监测,因时、因地制宜采取一些相应的防控措施。

二是加强药品储备。推动各地将防疫药品和医疗物资继续向"三区一岛"倾斜,适度提高医疗物资储备的富余量。各地也可以向"三区一岛"重点人群发放防疫健康包,这方面有些省做得不错,比如重庆、广西、内蒙古等地就向"三区一岛"重点人群免费发放防疫健康包,效果比较好。

三是加强包保服务。指导各地通过"敲门行动"、电话联系、微信建群等方式,进一步做好五类重点人群包保联系服务。同时我们鼓励各地结合实际创新包保联系服务的方式。比如像湖北五峰县针对山区的特点,开展了邻里互助式的包保联系服务,做到了"早看炊烟午看门、晚看灯火多关心",这个做法务实管用。早看炊烟就是早上看看邻里之间特别是独居的老人家里有没有生火做饭,午看门看看中午有没有开门,家里人有没有活动,晚看灯火就是晚上的时候看看家里有没有亮灯等情况,这是当地切合实际的一些比较务实管用的做法。

四是加强应急准备。要针对雨雪冰冻、台风、洪水、干旱等极端天气,指导各地抓紧制定"三区一岛"疫情防控的应急预案,做好各项准备工作,确保一旦有事能够及时有效应对。这方面,也有一些省份做了一些工作,效果也不错。比如浙江舟山,他们是统一调配应急保障航线、码头、客渡船等,保持医疗转运的船只 24 小时处于待命状态。这些做法也值得各地学习借鉴。谢谢!

南方都市报 N 视频记者:近期天气逐渐回暖,我们想问的是,老人、儿童等重点人群的防护措施是否需要有变化?是否鼓励老人和儿童进一步到室外进行活动呢?谢谢。

陈操:感谢这位记者的提问。适度的室外活动,对儿童和老人提高自身的免疫力,增强对疾病的对抗力,是非常有帮助的。当前我国疫情的第一波流行高峰已过,仅有一些零星的、局部的、散在的病例发生,感染的风险总体较低,建议老年人尤其是有基础性疾病的老年人,根据自身的状况,综合考虑既往感染的情况、疫苗接种的情况、自身的身体素质和天气变化情况,适度进行室外活动。

开展室外活动,可能要注意以下几点:一是尽量不要去人群密集的地区。如果在人群密集的地方进行活动,要注意保持安全距离。二是要注意手卫生。接触公共物品后,及时进行手部的清洁。三是根据自身状况,合理安排运动量。谢谢!

主持人:谢谢,最后再提两个问题。

人民日报记者:当前,春耕备耕工作正在有序开展,一些地方出现了干旱的情况,请问如何在统筹农村疫情防控的基础上做好春管春耕工作?谢谢!

毛德智:谢谢您的提问。我们常说"农时不等人,春日胜黄金"。当前,正是春耕的大忙时节,从南到北逐步展开,必须统筹抓好农村地区的疫情防控和春耕春管工作,奋力夺取夏季粮油的丰收。当前从我们调度情况看,夏季粮油生产基础总体较好,但同时也面临一些问题和挑战。比如说去年入冬以来,冬麦区气温总体偏低,有一些局部地区农田缺墒,田间管理的任务也比较重,另外粮食生产的成本也是在持续攀升。针对这些情况,前段时期,农业农村部也是坚持了早准备、早部署、早抓落实,在这个基础上,2023 年 2 月 6 日,农业农村部又专门召开了全国春季田管暨春耕备耕工作会议,对做好当前和今后一个时期春管春耕工作进一步做出部署。当前和今后一个时期,重点是抓好四个方面:

一是防灾减灾抓好小麦的田间管理。春季是促进苗情转化、搭好丰产架子的重要时期,要紧盯小麦返青起身关键期做好田间管理。加密监测预警,落实好抗旱保苗促早发的措施。同时适时开展镇压划锄,减少水分蒸发,增温保墒、浇水补墒,实现抗旱保苗,着力防范春旱冻害,同时还要分类抓好统防统治、应急防控等措施,加强病虫害防控。

二是压实责任落实春播面积。要压紧压实粮食安全党政同责,推动各地加大支持力度,落实落细各项扶持政策,做好政策解读,调度种粮积极性,切实稳住粮食的播种面积和生产面积。同时力争大面积提升粮食的单产水平,大力发展农业社会化服务,通过全程托管、环节托管等方式,来帮助农民种好地,尽可能稳住和扩大粮食面积。

三是做好农资农机服务保障。目前来看,农资已经进入购销两旺的季节。今年农资供应总体充足,但是调度发现,也存在着区域间、品种间的供应还有一些不平衡的问题。农业农村部正在督促指导各地提早调度种子、肥料、农药等需求,及时发布供求信息,协调搞好农资储备和调剂调运,切实保障春耕生产需要;同时会同市场监管、公安等部门,开展春季农资打假专项整治,确保农民用上放心农资。另外,也要做好农机的服务保障,进一步提高耕地整地播种的质量。

四是抓好蔬菜等“菜篮子”产品供应。提前摸清各地蔬菜生产供应情况,科学安排茬口和上市档期。部署各地根据能繁母猪存栏情况,指导养殖场户合理安排出栏,稳住基础产能,稳定市场价格。谢谢!

中新社记者: 我们知道,儿童是需要重点保护的人群,在中小学开学之后,我们将重点采取哪些疫情防控措施,来保障师生的健康和校园正常教育教学秩序? 谢谢!

刘培俊: 刚才吴尊友先生就媒体关心的儿童个人防护和健康保护提出了很好的建议,回应了社会关切,我都赞同,对于中小学做好疫情防控和保持好教学秩序,有很大的帮助。

中小学数量巨大,在校学生人多密集,年龄偏小,而且活泼好动,个人防护能力相对较弱,可以说在疫情防控期间,保障中小学生健康的难度大,保障中小学正常教学秩序的任务重。国家"乙类乙管"政策提出了明确要求,要统筹疫情防控和经济社会发展,并将教育作为重点行业加以支持,将学校作为重点机构加以保障,将师生作为重点人群加以保护。

今年春季中小学开学后,教育部门将指导中小学全面落实国家疫情防控"乙类乙管"的政策要求,按照学校疫情防控的操作指南,统筹疫情防控和教育教学,重点做好三个方面的工作:

第一,确保学生身心健康。开学返校前一周,要求学生居家每日开展健康自测。返校后,连续7天开展健康监测,要动态掌握师生的健康状况,做好健康服务跟进。师生入校时要测量体温,发现发热等症状的师生及时采取留观等相应措施。要落实中小学校晨检和午检制度、传染病疫情报告制度、因病缺勤缺课追踪登记制度等,建立学生健康的信息电子台账,提高校园疾病监测预警的信息化水平。同时,提醒督促师生,出现发热、干咳、乏力、咽痛等症状时,不带病到校工作或者学习,引导师生做好康复期健康管理,不组织、不要求康复期的师生参加剧烈活动。指导学生健康饮食、规律作息、适度运动、日常防护,树牢"健康"第一的理念,履行个人防护的责任。学校还要根据实际需要,为学生提供有针对性的心理健康教育、心理咨询指导和心理援助服务,引导学生形成并保持积极向上的健康心态。

第二,保障学校正常秩序。中小学校充分做好教育教学准备,没有疫情的地区,学校开学后开展正常的线下教学活动,针对学生学习实际情况,合理安排教学进度,认真执行国家的课程方案和课程标准,确保教育教学质量。

第三,增强学校的防疫能力。教育部门将会同有关部门,支持加强中小学卫生室、保健室的建设,配齐医护专业人员,配备充足必要的药品、医疗设施设备和抗原检测试剂等防疫物资。当前,特别是春季开学以后,教育部门将继续指导中小学校保持校园疫情防控管理体系高效运行,不断提升疫情防控和应急管理的能力,最大程度地保护师生的身心健康,最大限度地保障正常的教育教学秩序。谢谢!

主持人:谢谢。今天的发布会,几位嘉宾介绍了重点人群、重点机构、重点场所疫情防控有关情况,再次感谢各位。今天的发布会到此结束,谢谢大家!

国务院联防联控机制就巩固疫情防控
重大成果有关情况举行发布会
（第216场）

一、基本情况

时　间	2023年2月23日
主　题	介绍巩固疫情防控重大成果有关情况
发布人	国家卫生健康委医政司副司长　李大川
	国家卫生健康委疫情应对处置工作领导小组专家组组长 梁万年
	国家疾病预防控制局监测预警司司长　杨峰
	中国疾病预防控制中心传防处研究员　常昭瑞
	安徽省政府副秘书长　李必方
主持人	国家卫生健康委新闻发言人、宣传司副司长　米锋

二、现场实录

主持人：各位媒体朋友，大家下午好！欢迎参加国务院联防联控机制举办的新闻发布会。

近期，各地疫情呈局部零星散发状态，防控形势总体向好，平稳进入"乙类乙管"常态化防控阶段。3年多来，我们始终坚持因时因势优化调整防控政策措施，高效统筹疫情防控和经济社会发展，成功避免了致病力较强、致死率较高的病毒株的广泛流行，有效保护了人民群众生命安全和身体健康。经过全党全国各族人民的同心抗疫,我国取得疫情防控重大决定性胜利。

当前,全球疫情仍在流行,病毒还在不断变异。要围绕"保健康、防重症",压实"四方责任",盯紧关键环节,继续完善"乙类乙管"各项措施,进一步提升常态化防控和应急处置能力。

要加强疫情监测和常态化预警,密切跟踪研究病毒变异和传播情况,提升疫情早发现、早处置和应急响应能力。优化分级诊疗机制,提升医疗救治能力。持续做好养老院、社会福利院、托幼机构、学校等疫情防控,强化老年人、儿童等重点人群健康服务。加快推进新冠病毒疫苗接种,提升群众防病意识,筑牢疫情防控的社会大防线。

今天发布会的主题是:巩固疫情防控重大成果有关情况。

我们请来了:国家卫生健康委医政司副司长李大川先生;国家卫生健康委疫情应对处置工作领导小组专家组组长梁万年先生;国家疾病预防控制局监测预警司司长杨峰先生;中国疾病预防控制中心传防处研究员常昭瑞女士;安徽省政府副秘书长李必方先生;请他们就大家关心的问题共同回答媒体的提问。

中央广播电视总台财经节目中心记者:2月16日召开的中共中央政治局常委会指出,我们取得了疫情防控重大决定性胜利,创造了人类文明史上人口大国成功走出疫情大流行的奇迹。请问,走出大流行的标志是什么?如何理解"取得决定性胜利",这是否意味着本轮疫情已经结束?

梁万年:谢谢你的提问。大流行这个概念是反映一个疾病流行强度的指标,从公共卫生的角度看,一个疾病、疫情的流行强度可以分成四个类别,一类是散发,也就是说这个疾病、这个疫情在人群当中处于散发的状态。第二个是暴发,在局部的地区或者是单位,或者在某些特定的人群,短时间内出现大量的病例,我们叫暴发。还有一个强度指标是流行,也就是这个疫情的播散范围很广泛,实现了跨市、跨省的播散。最强的强度是大流行,出现了跨国、跨洲的传播。2020 年 3 月,世界卫生组织宣布这种疫情态势的传播是大流行。同时,2021 年 1 月底宣布这种疾病的疫情已经构成了国际关注的突发公共卫生事件,迄今仍然是国际关注的突发公共卫生事件,从全球的角度来看大流行的状态还存在,疾病的危害也依然存在着。但是我们国家可以说在整个的新冠病毒疫情防控方面取得了重大的决定性胜利,同时作为一个人口大国,成功走出大流行,创造了一个典范。

其实走出大流行的标志,从不同的角度可以有不同的指标。从疫情防控,特别是公共卫生的角度来看,它的指标,我想主要有以下几个方面,第一个指标是这种疾病的感染率到底处在什么状态,即两个关键的感染率,一个是累计的感染率,也就是在一个地区、一个国家、一个人群当中,在一定的时间内总的感染率。还有一个感染率的指标是新发的感染率,比如说每日有多少人新发,在特定的人群中新发了多少人群的感染。第二个指标是人群对它的免疫水平或者是免疫率,它的指标就是判断人体内抗体的水平,也就是免疫屏障、免疫保护率达到什么状态。第三个指标是看病原体,就是新冠病毒有没有发生质的、有公共卫生意义的变异。如果只是在一个亚型下发生量变,没有发生质变,这个指标也是非常重要的。第四个是从医疗卫生供方的角度看,每日的接诊门诊量、住院情况、重症情况、死亡情况,以及整个医疗卫生系统应对的能力,这个方面也是重要的。第五个是看整个防控能力,从机制到控制这个疾病的手段和能力是否基本具备。我想这几个方面是判定走出大流行的重要指标。

谈到"决定性胜利",实际上对我们国家来说,它就是意味着我们已经经受住了这一轮疫情的冲击和考验,建立了比较好的人群免疫屏障。如果从疫情本身的特点来看,可以说这个疫情已经基本结束,但不能说它是完全的结束。现在的感染在我们国家来看,还是处在零星的、局部性的散发状态。谢谢!

新华社记者:根据中国疾病预防控制中心发布的数据显示,三年多来,我国新冠病毒感染者死亡率保持在全球最低水平,尤其是 2022 年 11 月不断优化调整防控措施以来,2 亿多人得到诊治,近 80 万重症患者得到有效救治。请问在医疗救治方面,我们采取了哪些措施,实现对人民生命安全和身体健康的有效保护?

李大川:感谢您的提问。2022 年 11 月以来,我们围绕"保健康、防重症"全力以赴开展医疗救治,重点做好以下几个方面工作:

一是实施重点人群分级健康管理。发挥基层医疗卫生机构作用,对辖区内老年人合并基础病等新冠病毒感染重症高风险人群实施健康监测,根据红黄绿三个健康风险等级实施分级健康管理,一旦发生病情变化及时转诊。

二是迅速扩充医疗资源,保障救治需要。二级以上医疗机构发热门诊短时间内由 7 337 个扩充至 1.6 万个,设置开放率超过 98%。重症病床由 19.8 万张扩充至 40.4 万张,有效保障了人民群众生命安全和身体健康。同时,建立区域协同工作机制,依托国家医学中心、国家区域医疗中心及省级三甲医院组建了 16 支国家医疗队,总计 2 400 余名医务人员,在有需要时能够随时调派跨省支援。在全国各省份组织 5 644 家医疗机构组建了 118 支省级医疗队,总计近 6 万名医务人员,有效满足各地区医疗救治需要。

三是做好农村地区疫情防控救治工作。以县为单位网格化布局县域医共体,县、乡、村落实各自功能定位,将合并基础疾病的老年人、儿童等重点人群纳入医联体管理,依托已形成的城乡对口支援工作机制,按照分区包片原则,组织全国 1 454 家城市二级以上医院与 2 276 个县区建立对口帮扶关系,并做到远程医疗服务 24 小时应诊,推动城市优质医疗资源向县域下沉,畅通市县两级转诊机制,提升重症救治能力。同时加大对农村地区巡回和巡诊力度,在早期发现重点人群身体健康变化,确保能够及时送医就诊。

四是大力推动互联网医疗,更好满足人民群众在疫情期间看病就医需要。要求各医疗机构根据诊疗方案和居家治疗指南,为出现新冠感染相关症状的患者提供互联网诊疗服务,开具处方,线下进行药品配送,并提倡提供 24 小时线上用药指导。

五是不断优化医疗救治策略。出台第十版诊疗方案和第四版重症诊疗方案,明确重型 / 危重型高危人群分类和早期预警指标,对于轻症病例早期介入,强化关口前移,坚持中西医结合和多学科诊疗,有效防止轻症转为重症。建立国家级、省级专家日会诊巡诊制度,分区包片、分批次赴各省区开展重症救治巡诊工作,先后组织 100 余次国家专家组线上会诊,取得良好效果。谢谢。

中央广播电视总台央广记者: 在新冠疫情发生前,我国已建立起重点传染病监测体系和直报系统,经过三年疫情历练,目前我国传染病监测体系和信息报告制度有了哪些升级? 下一步如何继续健全疫情监测体系和信息报告制度? 在提前预警方面,疫情监测体系如何更有效地发挥作用?

杨峰: 谢谢你的提问。2022 年 12 月,为动态掌握新冠病毒感染水平和变化趋势,及时监测病毒变异及生物学特性变化,评估医疗资源负荷情况,国家卫生健康委、国家疾病预防控制局会同有关部门在传染病网络直报的基础上,进一步拓展监测渠道,形成多个监测子系统,包括病例报告监测系统、医疗机构发热门诊(诊室)监测系统、哨点医院监测系统、病毒变异监测系统、污水监测系统、重点机构聚集性疫情监测系统、人群核酸和抗原检测系统、医疗机构在院病例监测系统、社区人群哨点监测系统、网络调查系统等。现已初步形成兼顾常态和应急、入境和本土、城市和农村、一般人群和重点人群的多渠道监测体系。在优化调整防控措施后的这次新冠病毒感染疫情防控中,科学研判了疫情流行趋势和人群感染水平,动态掌握和评估了新冠病毒变异情况,及时发出了预警信号。三年来,多次优化升级传染病直报系统,根据传染病防控政策,适时调整疫情信息报告内容。

下一步,我们将会同相关部门进一步健全监测预警体系,加强疫情监测和常态化预警能力建设,提高监测质量,强化监测预警机制,完善跨领域、多学科专家队伍。继续完善传染病网络直报系统功能,提高数据收集的信息化水平和智能化分析能力。开展新冠病毒感染等传染病疫情报告专项执法检查,推动依法规范及时报告。谢谢。

封面新闻记者: 近期中国疾病预防控制中心发布了全国新冠病毒感染情况,报告显示 1 例 XBB.1.5 和 1 例 BQ.1 为近期新增变异株病例。请问 XBB.1.5 的感染症状是什么? 是否有可能引发新一轮感染高峰?

常昭瑞: 谢谢你的提问。今年 1 月 8 日实施新冠病毒感染"乙类乙管"以来,我们通过监测已经发现了 7 例由输入病例引起的本土关联 XBB.1.5 病例,为核心密接人员。经详细的流行病学调查、相关密接人员健康检测及专家研判,没有再发现续发病例。根据美国 CDC 网站数据显示,2 月 12 日至 18 日,XBB.1.5 在美国流行株中的占比位居第一（约80.2%），同时在欧美的几个国家流行毒株中占比较高，如加拿大（37.8%）、英国（32.9%）、德国（25.7%）。虽然XBB.1.5传播力较强，但目前数据显示，个体感染XBB.1.5后出现的症状与其他奥密克戎毒株症状相似，没有发现其致病力增加。

目前，我国在新冠病毒变异株检测中，如发现首次报告的（包括输入和本土）、重点关注的国际流行毒株，都会进行感染个案调查、核心密接调查，并开展风险研判，一旦发现传播力、致病力或毒力增强的新型变异株，及时按照相关方案采取措施。同时，我国刚刚经历了疫情大流行，人群体内留存的中和抗体会在短期内提供免疫保护作用，专家研判分析认为，近期引发新一轮规模流行的可能性较小。谢谢。

南方都市报 N 视频记者：农村地区是我国疫情防控工作的重点，也是相对薄弱环节，农村地区的疫情防控工作面对较大压力。请问在过去三年，地方从疫情防控实践中获得了哪些启发，又要如何巩固住来之不易的疫情防控成果呢？谢谢。

李必方：谢谢您的提问。安徽农村人口多，有2 400多万，占总人口的近40%，农村地区的防控救治力量相对薄弱。我们深入贯彻落实习近平总书记关于"五级书记"抓农村疫情防控的重要指示精神，成立农村地区疫情防控专班，统筹疫情防控和农业生产，农村地区防控形势总体平稳。实践中，我们有以下几点感受。

一是要充分发挥农村基层党组织战斗堡垒作用，把重点人群守护好。我省农村地区现有合并基础性疾病老年人、孕产妇、残疾人、孤寡和独居老人、困境儿童等重点人群655.7万人。我们全面发动农村基层党组织，建立镇村干部、村医、志愿者联动包保机制。去年12月份以来，下沉党政干部13.7万人、医务人员4.7万人，开展爱心送达、健康敲门、上门接种、巡回巡诊等,做到了"诉求有人应、咨询有人答、转诊有人管"。

二是要推动医疗资源下沉,把群众诊治需求保障好。充分发挥好医联体、医共体、对口帮扶等机制作用,35 家省市三级医院对口包保 58 个县,124 个县域医共体牵头医院组派专家 2 650 人对口帮扶乡镇卫生院,乡镇卫生院组建梯队医务人员 10 327 人支援村卫生室。为乡镇卫生院和村卫生室配备制氧机 5 070 台、指脉血氧仪 8.5 万个,为县级及以下医疗卫生机构配送小分子抗病毒药 13.8 万盒,基层医疗卫生机构在应对疫情高峰中发挥了重要作用。

三是要加强宣传引导,把个人健康责任落实好。扎实开展爱国卫生运动,深入实施农村人居环境综合整治。在安徽电视台新闻联播栏目开设《防疫专家谈》30 余期等,发布《致广大农民朋友的倡议书》,通过大喇叭、微信群、抖音视频等方式,倡导少聚集少聚餐、公共场所戴口罩,引导居民科学防疫,养成良好卫生健康习惯。谢谢。

凤凰卫视记者:有网友表示,病毒变异有自身的规律,从致病力强到致病力减弱,主要是病毒变异的结果,请问这一过程中我们是否是被动的?也有专家指出,病毒致病力变化的方向是随机的,未来仍然有可能出现致病力和致死率较强的变异株,我们如何应对? 谢谢。

梁万年:谢谢你的提问。新冠病毒是一种单链的 RNA 病毒,这种病毒的基本特征就是变异,变异是它的常态。从公共卫生的角度来看,这个病毒的变异又分为两类,一类是量变,我们称之为漂移。它频繁发生,但是它不具备公共卫生意义。一类是质变,它的变化就是导致疾病的传播力和致病力的独立的变化了,对人群疾病的流行和疫情的严重程度已经产生了影响。这种变异是我们一直所关注的,所以从全球来看,各国都一直关注着这种有价值、有公共卫生意义的变异,时刻做好警惕。刚才常女士所介绍的中国在坚持,特别是对病毒的变异方面所做的工作也是一个重中之重。病毒的变异具有高度的不确定性,迄今为止,人类还不能完全把控病毒的变异方向,但我们一定要千方百计地做好工作、做好准备,来应对可能出现一切质变的变异,从监测到发现、到快速地反应,包括科技疫苗、药物、检疫检测方法的完善等都是需要我们做好准备的。在这种情况下,我们如何把握它的致病力是变轻还是变重了,传染力是变轻还是减弱了,针对这些,我们要做好相应的制度安排,这是非常重要的。其中最核心的是要布局好检测网络,要强化病毒变异的坚持能力。在这个基础上,我们要做好防控能力的建设,这里面就包括预警能力、处置能力,疫苗的进一步研发能力和快速的检测能力,力争做到对这种新的变异株产生的影响能够早发现,能够快速地处理,能够精准地防控。第三个方面是要加强医疗救治能力的建设,包括我们的重症救治能力,我们中医药的有效使用。我们能够研发和使用更可及、更方便、更有效的药物,但我们如何加强感染者的健康管理和感染者的康复等方面就要做好相关的工作和准备。最后还是要关注我们的重点场所、重点机构、重点人群的保护,要倡导健康的生活方式,做好个人一些防护工作。谢谢。

每日经济新闻记者: 三年多来,我国走过了一段极不平凡的抗疫历程。请问,地方在疫情防控当中有哪些有效的做法?对抓实抓细新阶段疫情防控各项工作有何启示?尤其是在如何统筹好疫情防控和经济社会发展方面,地方做了哪些探索?谢谢。

李必方: 谢谢您的提问。正如您所说,过去三年多来,安徽跟全国一样,走过了一段极不平凡的抗疫历程,最大限度保护了人民生命安全和身体健康,有力有效统筹了疫情防控和经济社会发展。主要做了以下工作。

一是建立高效的指挥体系。安徽省委、省政府认真落实党中央决策部署,细化实化贯彻举措。实行扁平化指挥和包保联系机制,省委、省政府主要负责同志一线指挥调度,市县乡三级主要负责同志组织落实,确保各项防控措施落地见效。

二是坚持全省一盘棋。比如去年宿州泗县发生疫情后,全省统筹隔离房源 2.7 万间、移动检测力量 20 万管、抽调采样队员 1 700 多人等,尽锐出战、速战速决。新阶段,全省统筹调度医药物资供应,短时间内扩增住院床位 20%,做到了应收尽收、应治尽治。

三是科学精准施策。在应急和常态化疫情防控阶段早发现、快处置,去年全省及时有效处置大大小小疫情 189 起。在新阶段早识别、早干预,为 65 岁以上老年人免费发放退热药,并上门服务随访 1 490 万人次,协助转诊 11.7 万人次,最大限度保健康、防重症。

四是注重高效统筹。部署开展改进工作作风、为民办实事、为企优环境,出台支持市场主体纾困发展、金融助企等系列举措,去年全省减税降费及退税缓税缓费 1 277 亿元,发放稳岗返还资金 20.6 亿元,新增市场主体 118.5 万户、突破 700 万户,制造业投资增长 20% 以上。

新京报记者: 我们注意到近期有网友说自己最近又出现发热、腹泻等情况,怀疑自己是新冠"复阳"。有一些个别地方小学说发现学生初次感染新冠。想问一下相关负责人是怎么分析这两种现象的?谢谢。

常昭瑞: 谢谢你的问题。新冠病毒感染以后,主要表现为发热、咽干、咽痛和咳嗽等症状,部分患者可伴有腹泻症状。当出现发热、腹泻症状时,我们应重点考虑是否为急性胃肠炎等肠道疾病,尤其目前是诺如病毒感染高发季节。近期,疾病预防控制部门网站、微信公众号都陆续发布了诺如病毒感染健康提示,公众可按照相关提示做好防护。

目前各地仍有新冠病毒感染病例发生,既往未感染过的人仍存在被感染的可能。学校是人群集中、密度较大的场所,一旦有传染源引入后,未感染者将存在感染风险。但由于目前我们人群整体免疫水平比较高,发生规模聚集性疫情的风险较低。当学校发生疫情时,要平衡好疫情处置和正常教学秩序的关系,由专业人员根据学生既往感染水平、疾病严重程度、疫情发展阶段、病毒的感染株等进行综合研判和风险评估,然后做出相关的处置。谢谢。

环球时报记者: 自今年 1 月 8 日起,新冠病毒感染从"乙类甲管"调整为"乙类乙管",政策调整后,我们平稳度过了春节假期人员大范围流动的阶段。请问,如何评价政策优化调整的效果?此前发布会说过,我们的优化调整政策不是"放开"或"躺平",请问三年疫情防控政策是如何实现有效衔接的?

杨峰: 谢谢你的提问。2022 年 11 月以来,我们围绕"保健康、防重症"的防控目标,不断优化调整防控措施。各地各部门同心协力,加快实施疫苗加强免疫策略,做好医疗资源和药物等应对准备,突出做好重点人群重点地区疫情防控,全力以赴加强患者医疗救治。广大人民群众积极配合落实防控要求。经过全国上下共同努力,在较短时间内实现疫情防控平稳转段,2 亿多人得到诊治,近 80 万重症患者得到有效救治,新冠死亡率保持在全球最低水平。未出现春节假期人员大规模流动导致的疫情大范围传播扩散。取得疫情防控重大决定性胜利,创造了人类文明史上人口大国成功走出疫情大流行的奇迹。

三年多来,以习近平同志为核心的党中央始终坚持"人民至上、生命至上",团结带领全党全国各族人民同心抗疫,因时因势动态优化调整疫情防控措施,高效统筹疫情防控和经济社会发展。2020 年初,面对突如其来的新冠疫情，我们及时将新冠纳入乙类传染病，实施甲类传染病的防控管理措施。采取前所未有的公共卫生应对措施遏制了疫情的快速蔓延，用三个月左右的时间打赢了武汉保卫战、湖北保卫战。2020年5月份，疫情转入常态化防控后，我们全面落实"外防输入、内防反弹"总策略和"动态清零"总方针。针对阿尔法、德尔塔、奥密克戎等不同流行株，动态优化调整防控措施。先后成功处置100余起聚集性疫情，极大减少了重症和死亡，为疫苗、药物的研发应用以及医疗等资源的准备赢得了宝贵的时间。2022年11月以来，我国疫情防控进入新阶段后，综合考虑奥密克戎变异株致病性明显下降、我国疫苗接种率较高、疫情防控基础等因素，我们相继出台"二十条""新十条"优化措施和"乙类乙管"总体方案，2023年1月8日正式实施"乙类乙管"，防控工作全面转入"保健康、防重症"阶段。

目前，我国疫情防控形势总体向好，平稳进入"乙类乙管"常态化防控阶段，但全球疫情仍在流行，病毒还在不断变异，近期世界卫生组织宣布新冠疫情继续构成"国际关注的突发公共卫生事件"。各地各部门要继续抓实抓细新阶段疫情防控各项工作，提倡广大人民群众继续保持良好的卫生习惯，坚决巩固住来之不易的防控成果。谢谢。

中央广播电视总台央视记者：近期多地报道有学校因新冠、甲流等停课，也有专家表示不同的呼吸道病毒可能随之出现流行高峰，其他呼吸道传染疾病如流感、呼吸道合胞病毒是否值得警惕？需要注意哪些方面？另外，不少民众认为感染高峰已过，可以摘口罩了。请问，接下来要如何做好个人防护？谢谢。

常昭瑞：谢谢您的提问。当前是我国流感、呼吸道合胞病毒感染等呼吸道传染病流行季节，需要继续加强流感等呼吸道病毒的监测预警；托幼机构、学校和养老院等重点机构人员聚集、环境相对封闭，是呼吸道等传染病高发场所，需重点关注。相关机构应做好症状监测，出现发热等症状病例增多时，及时向属地疾病预防控制机构报告。各地疾病预防控制机构根据已发布的流感等相关传染病聚集性疫情处置方案，结合疫情规模和现场实际情况，做出相应处置。

对于流感来说，每年接种流感疫苗是最为经济有效的预防措施。目前国内局部仍有新冠病毒感染疫情发生，应继续做好个人防护，坚持勤洗手、科学佩戴口罩、房间常通风、保持社交距离和咳嗽礼仪等良好卫生习惯；注意保持规律作息、合理膳食、适量运动等健康生活方式。

针对新冠病毒感染相关预防措施，对流感、呼吸道合胞病毒感染等呼吸道传染病同样有效。谢谢。

总台央视社会与法频道记者：春运期间，各地人员跨地区流动非常大。面对这种巨大的人员流动，我想了解一下，地方上提前做了哪些安排？采取了哪些措施？效果怎么样？谢谢。

李必方：谢谢你的提问。安徽是劳务输出大省，常年在外工作生活的安徽人超过 1 000 万；它又是交通枢纽，过往人流物流大。今年春运恰逢新冠病毒感染"乙类乙管"，716 万人从省外返乡，疫情高峰与返乡高峰叠加。春运开始时疫情仍处于流行期，特别是农村感染率低于城市、养老机构感染率低于社会面、重点人群感染率低于一般人群，疫情救治正处于急诊、住院、重症高峰期。我们提前作了分析研判，坚持底线思维，从三个方面做好安排。

一是在医疗资源准备上，打好提前量。全省 4 142 个发热门诊（诊室）应开尽开，二级及以上医院床位从 24.6 万张增加到 29.4 万张，三级医院

ICU 床位在国家"2个 4%"要求上扩容 1 040 张,额外扩充 20% 的重症医护力量作为预备队。推动药企增产扩能,坚持精准统一调拨,加大市场化供应,满足患者用药需求。

二是在保障有序出行上,打好主动仗。建立交通运输企业重点岗位轮岗备岗制度,增加交通场站和交通工具通风、消毒等次数,加强从业人员和乘客个人防护,引导错峰出行。春运期间,累计发送旅客 4 381.8 万人、同比增长 20.4%,组织在外务工人员"点对点"包车 1 434 趟次、运送 3.7 万人,没有发生因从业人员大面积感染导致运输服务中断或旅客大面积滞留。

三是在重点机构、重点人群防控上,筑牢防护网。严守养老院、福利院等重点阵地,落实落细封闭管理、健康监测、关心关爱等措施,有效避免大面积感染。有序组织全省 130 多万名高校学生春运前离校返乡,避开了春运高峰。安全有序推进老年人疫苗接种,全省 60 岁以上目标人群全程接种率、加强免疫接种率分别达到 96.8%、92%。谢谢。

人民日报记者:请问通过三年的抗疫,我们主要积累了哪些经验?对于以后的重大传播疫病的防控有何重要的借鉴意义?谢谢。

梁万年:谢谢你的提问。中国的疫情防控取得了重大的决定性胜利,是由众多要素所产生的。其中,我个人感觉有以下八个方面的力量值得总结,它在中国取得重大的决定性抗疫胜利方面起着决定性作用。

首先是制度的力量。中国共产党、中国政府对抗疫的理念始终坚持"人民至上、生命至上",把人民群众的生命安全和身体健康放在第一位。这是我们做战略、做决策的一切根本的前提,也是抗疫工作的根本遵循。

另外,我们可以有效地实施联防联控、群防群控,各部门、各地区"全国一盘棋"实行联动,这是非常了不起的经验,是我们的制度优势。更为重要的是政府、单位、个人都各司其职、四方有效地协同和落实,这是一个很重要的经验。

二是人民的力量。这三年的抗疫是我们打的阻击战,一场人民战争。人民充分动员、广泛地参与,是我们战胜这个疫情的最重要的力量来源。我们的人民群众,可以说每一个人都在积极地参与抗疫,包括对一些措施的理解、配合到主动地执行,包括一些生活方式的改变,主动地减少出行等等,他们都是在抗疫的一线工作的。中国人民在这次抗疫中,体现了高度的利他主义精神,体现了同舟共济、团结奉献和协作的精神。

三是专业的力量。卫生健康系统,不论是疾病预防控制的公共卫生人员,还是奋战在医疗救治战线的临床医务人员,不论是前台的专业技术人员,还是后台的管理、护理等方面的人员,可以说充分展示了卫生健康系统这支队伍大爱无疆、职业奉献的精神,他们奋不顾身地奋战在抗疫的第一线,为抗疫的胜利作出了突出的贡献。

四是科技的力量。科学技术是战胜疫情的最有力、最有效的手段,所以科技在中国疫情防控上的作用,可以说这三年中得到了比较充分的发挥。不论是疫苗的研发还是药物的研发,还是检测检验试剂的研发,不论是我们用大数据人工智能的技术,对密接者的追踪、感染者的管理都起到了重要作用。今后这一块如何加强科技储备,乃至人才储备也是非常关键的。

五是团结的力量或者是协作的力量。因为疫情防控,任何一个国家都不可能独善其身,必须要全球共同团结协作,才能够有效协作这种大流行。所以如何构建人类卫生健康共同体,把控制疫情、有效减少病毒的危害作为我们共同的目标,加强协同是极为重要的。

六是基层的力量。这次疫情当中，不论是常态化阶段，还是在疫情的高峰应急状态，不论是公共卫生防控还是临床的救治，基层起到了不可替代的重要作用。三年来，我们的基层卫生健康治理的体系和能力得到了极大的提升，它有效地融入了基层的社会机理、社会治理这个体系，有效地发挥了基层的政府、自治组织、志愿者、每一个家庭、每一个人参与到公共卫生的工作当中来。我想，不论是对今后应对传染病疫情防控，还是对慢性病的管理，还是对健康乡村、健康城市、健康中国的建设，这种三年来形成的基层健康治理体系和治理的队伍，以及它具备的能力，是我们中国的一批宝贵财富，同时也将发挥重要的作用。

七是中医药的力量。我们基于充分发挥中医药的作用，不论是临床救治还是疾病的管理，特别强调中西医结合，强调防治结合。我想，这一点大家都充分感受到了。

八是沟通的力量。在重大疫情面前，如何进行政府和社会，包括专业系统和公众系统，包括不同的国家，乃至不同区域之间、不同部门之间有效的信息沟通，及时、准确地传递相关的信息是十分重要的。我们的媒体在这方面发挥了重要的作用，可以说对有效地控制流行病的危害起到了重要作用。今后，像重大疫情面前如何有效地沟通也是重要的命题。

以上的这八个力量只是一些典型的代表，当然中国的抗疫经验还值得进一步总结和完善。谢谢。

香港经济导报记者：请问，目前我国新冠病毒疫苗接种，尤其是老年人群接种情况进展如何？谢谢。

杨峰：谢谢您的提问。疫苗接种是新冠病毒感染疫情防控的重要措施和手段,党中央、国务院始终高度重视新冠病毒疫苗接种工作,国务院联防联控机制根据国内外疫情形势和疫苗研发进展,及时科学合理制定并不断调整完善新冠病毒疫苗接种政策,分步做好各类人群接种。自2020年12月起,陆续开展感染高风险的重点人群、18~59岁人群、60岁及以上人群、3~17岁人群的接种。2021年10月,先后启动第一剂次加强免疫接种、序贯加强免疫接种、第二剂次加强免疫接种。目前,全国累计报告接种新冠病毒疫苗34亿9226.5万剂次,接种总人数达13亿1040.3万人,已完成全程接种12亿7691.1万人,覆盖人数和全程接种人数分别占全国总人口的92.95%、90.58%。完成加强免疫接种8亿5039万人。

老年人感染新冠病毒后,容易发生重症甚至死亡。为切实加强老年人疫苗接种工作,2021年12月,国务院联防联控机制对老年人疫苗接种工作进行专门部署,要求各地周密组织实施,优化服务形式,持续推动接种工作。2022年11月,专门印发加强老年人新冠病毒疫苗接种工作方案,从健全机制、做好摸底、优化服务、细化宣传等方面布置推动老年人新冠病毒疫苗接种工作。各地按照国务院联防联控机制部署,加强组织协调,开展精准接种,优化接种服务,保障接种安全,加大宣传力度,接种率快速提升。目前,我国60岁以上老年人接种覆盖人数为2亿4168.8万人,全程接种2亿3030.6万人,完成加强免疫接种2亿331.1万人。以2022年底全国老年人专项摸底调查人口数为基数统计,接种覆盖人数占老年人群的96.1%,全程接种、加强免疫接种分别占符合接种时间间隔老年人群的96.6%、92.4%。下一步,我们将按照国务院联防联控机制部署,根据病毒变异和疫苗研发情况科学谋划下一阶段的接种工作,指导各地继续有序推进老年人等重点人群的疫苗接种工作。谢谢。

主持人：由于时间关系，最后再提两个问题。

中新社记者：做好老年人、儿童、孕产妇、慢性基础性疾病人群的医疗服务保障，一直是我们抗疫工作的一项重点内容。请问，为什么我们要始终重视对这一部分人群的健康保障？三年多来，我们采取了哪些具体的保障措施？当前，全球疫情尚未结束，新冠病毒还在不断地变异，我们应该如何继续地保护好这部分重点人群的健康和安全？谢谢。

李大川：谢谢您的提问。老年人、儿童、孕产妇、慢性基础性疾病患者，这些人群如果感染新冠病毒之后，发展成为重症甚至是死亡的风险比一般人群要高。因此，在新冠疫情防控和救治过程当中，我们一直对重点人群进行重点保障。这些年来主要做了几项工作。

一是全力加强新冠病毒疫苗的接种工作。刚才杨峰司长已经做了介绍。

二是摸清重点人群的健康状况底数，加强健康监测。我刚才也讲到，我们分片包干，明确每个区域内重点人群的健康风险，根据不同的健康风险确定不同的风险等级，以红黄绿来标识，一旦病情发生变化，及时指导就诊和转诊。

三是加强重症的早期预警和识别，我们在诊疗方案中、日常培训过程中，都强调要关注重点人群的重症早期预警指标，一旦发生感染进入中型，我们就按重症进行管理，早期干预，防止重症的发生。

四是针对重症患者的救治，我们加强了救治力量。在国家、省、市级医疗机构的专家组中增加了儿科、妇科、产科、心脑血管等多个学科的重症救治力量来共同提高救治水平。

通过以上措施把重点人群的医疗救治达到比较好的效果。当前病毒还在变异,救治工作任务仍然还很重,我们将总结这几年的经验,特别是最近一段时间,我们在救治过程中的一些经验,继续推进工作:一是加强疫苗接种工作;二是加强基层医疗卫生服务能力,提高重点人群风险早期识别的能力;三是加强医联体的建设,充分发挥整个医疗体系的能力,及时对患者进行救治;四是始终加强三级综合医院的重症救治能力,提高他们的水平,让患者能够得到兜底的治疗,共同来维护重点人群的健康水平。谢谢。

主持人:最后一个问题。

中国青年报记者:当前,全球疫情仍在流行,疫情防控形势依然复杂多变,国家对于进一步加强医疗救治服务和医疗物资保障提出了要求。请问,地方围绕"保健康、防重症"的目标将采取哪些措施落实好这一要求?谢谢。

李必方:谢谢您的提问。疫情防控平稳进入"乙类乙管"常态化防控阶段后,国家对进一步加强医疗救治服务和医疗物资保障等提出了新要求,我们正在结合安徽实际抓好细化落实。

在加强医疗救治服务方面:一是补短板,省委、省政府研究实施重大疫情防治体系建设补短板三年行动计划,坚持"平急结合",进一步强化"1+1+5+N"重大疫情防治体系建设。二是强基层,实施乡镇卫生院、村卫生室标准化提升行动,全面落实诊疗新冠病毒感染物资配备有关标准,加大二级及以上医院对口帮扶,系统加强对基层诊疗、用药等培训指导。三是提能力,加强呼吸、感染、重症等临床重点专科建设,选聘一批公共卫生首席专家。

在医疗物资保障方面:一是进一步健全省、市、县三级医疗物资储备体系,做好政府储备和企业产能储备。二是组建医疗物资储备专家委员会,优化完善储备目录,制定新冠治疗常规药品专项储备计划,动态监测、实时调度。三是巩固完善统筹调配机制,优先供给医疗卫生机构,优先保证患者用药。

主持人: 谢谢,今天的新闻发布会几位嘉宾介绍了巩固疫情防控重大成果的有关情况,也再次感谢各位。今天的发布会到此结束,谢谢大家!

国务院联防联控机制就巩固疫情防控
重大成果有关情况举行发布会
（第 217 场）

一、基本情况

时　间	2023 年 2 月 27 日
主　题	介绍巩固疫情防控重大成果有关情况
发布人	国家发展改革委经济运行调节局副局长　许正斌
	工业和信息化部消费品工业司副司长　周健
	农业农村部农村合作经济指导司副司长、一级巡视员 毛德智
	国家卫生健康委医疗应急司司长　郭燕红
	海关总署卫生检疫司副司长　李政良
主持人	国家卫生健康委新闻发言人、宣传司副司长　米锋

二、现场实录

主持人：各位媒体朋友，大家下午好！欢迎参加国务院联防联控机制举办的新闻发布会。

近期，全国疫情继续保持平稳态势。各地疫情均处于局部零星散发状态，未发现疫情明显反弹的省份。

三年多来，我国始终高效统筹疫情防控和经济社会发展，创造了人类文明史上人口大国成功走出疫情大流行的奇迹。三年多来，人民至上、生命至上的理念深入人心。医疗卫生服务体系经受住了极限考验。联防联控、群防群控铸就起团结一心、众志成城的强大人民防线。要抓实抓细"乙类乙管"各项措施,巩固住来之不易的重大成果。要优化医疗卫生资源布局,加强医疗物资生产保供和统筹调配,不断增强重大疫情和突发公共卫生事件应对处置能力。要密切关注境外疫情发展态势,保持常态化指挥体系有效运行,提升疫情监测预警快速响应水平。

今天发布会的主题是:巩固疫情防控重大成果有关情况。

我们请来了:国家发展改革委经济运行调节局副局长许正斌先生;工业和信息化部消费品工业司副司长周健先生;农业农村部农村合作经济指导司副司长、一级巡视员毛德智先生;国家卫生健康委医疗应急司司长郭燕红女士;海关总署卫生检疫司副司长李政良先生;请他们共同回答记者的提问。下面,请各位记者朋友围绕今天的发布主题举手提问,提问前请先通报所在的新闻机构。

中新社记者:新冠疫情以来,特别是在疫情的早期和高峰期,我们国家的医疗物资和药品曾经出现过暂时的局部性的短缺情况,但都很快得到了扭转。请问在这个过程之中,我们积累了哪些启示和经验,下一步如何指导医疗机构更加充分地做好医疗物资的储备和统筹调度工作?谢谢。

郭燕红:感谢这位记者的提问。应当讲,应急医药物资保障是国家应急体系建设的重要内容,在大规模疫情处置当中,需要应急保障的物资种类多、总量大,而我国地域广、各地需求也有较大的差异,为保障医药物资供给的充足和可及,国家卫生健康委与工业和信息化部等相关部门全力做好医药物资的保障工作。

一是完善分级的储备制度。除了中央要做好应急医药物资储备外,地方也要加大储备的力度,形成国家储备、区域储备、省市县储备和医疗机构储备相结合的立体化的储备格局，健全区域间储备合作和互助机制，加强信息互通和资源共享，确保在应急状态下的紧急调用更加高效，以及时地补充救治资源的缺口，使临床救治工作得到及时满足。

二是及时完善储备的品种和数量。应急医药物资分为产能储备和实物储备等。对于实物储备，要及时调整和完善实物储备的目录和数量，以及储备的方式。同时，结合传染病疫情的需要，建立疫情的专项储备，提前测算用药和物资的需求，扩充相应的产能和实物储备，保证药品物资供给的充足和可及。

三是要强化医疗机构应急药品和物资的储备。指导推动医疗机构落实好应急医药物资储备的任务，加强与生产企业的储备合作，做好重点药品物资应急采购和跨区域的调配，充分发挥国家传染病救治基地、紧急医学救治基地以及国家区域医疗中心和大型公立医院的作用，结合疫情的形势，提前做好药品、物资、设备的储备，需要时能够进行区域的支援。同时，也要加强基层医疗卫生机构的储备，建立动态平衡调节的机制，不断提高储备的效能。

此外，高等院校在春季开学之际，也要做好药品的储备，为师生提供相应的服务。谢谢。

中央广播电视总台财经节目中心记者：我们注意到近期有不少网友表示自己是出现了感冒发热等症状，有的学校和幼儿园也因为甲流和诺如病毒的感染而停课。当前是正值冬春季节的交替，气温多变，我们个人应该如何做好甲流、诺如病毒的防护，以及感染后的规范诊疗？为了做好此类疾病的诊治，医疗机构上作了哪些安排？谢谢。

郭燕红：谢谢这位记者的提问。近期，确实有不少的省份出现了像流感和诺如病毒感染这些季节性传染病的聚集性发生，也引起了大家的高度关注。流感和诺如病毒的感染都是季节性的传染病,流感是由流感病毒感染引起的一个呼吸道传染病,主要是通过飞沫和密切接触传播。流感每年都呈季节性流行,大多属于自限性疾病,但部分患者会因出现肺炎或者其他并发症发展成重症病例,主要是发生在老人、儿童、孕产妇和有一些慢性基础性疾病的人群。

预防流感的措施,主要包括接种疫苗,戴口罩、常洗手,做好通风,以及减少人员的聚集。出现流感样症状之后要注意休息和自我隔离,有重症高危因素的人发病后应当及时就诊。诺如病毒主要是通过消化道感染引起的急性胃肠炎,主要是通过接触感染的病人以及食用被病毒污染的水、食物等引起传播。诺如病毒在环境当中抵抗力比较强,感染后潜伏期短,另外病人的排毒时间也比较长,所以容易在人群间造成传播。每年10月到次年3月是诺如病毒感染高发的时期,重点的防控场所主要是学校、托幼机构以及集中供餐的集体单位。

我们知道诺如病毒是通过消化道传播,因此它的预防措施主要是良好的手卫生,同时做好个人饮食卫生。比如不喝生水,以及瓜果蔬菜清洗干净,另外尽可能吃已经做熟的蔬菜,烹饪的食物要做到高温煮熟。诺如病毒感染发病以轻症为主,最主要的症状就是上吐下泻。这个疾病也属于自限性疾病,感染以后主要是要注意补充水分,保持电解质平衡,如果有严重的呕吐、腹泻,有脱水的风险也要及时就医。针对这些季节性传染病,我们已经要求各级医疗机构进一步强化预检分诊,像发热门诊、肠道门诊都要做到应开尽开,并储备一定数量的治疗药物,接诊的医生遇到有相关症状患者的时候要加强诊断和鉴别诊断,根据病因和症状给予积极治疗,来切实保障好就诊的患者的医疗需求。谢谢。

广东广播电视台记者:2022年12月以来,医疗物资保障组全面加强重点医疗物资生产调度,及时满足各地疫情防控需要,为战胜本轮疫情发挥了重要作用。请问,具体采取了哪些措施? 谢谢。

周健: 谢谢这位记者的提问。在以习近平同志为核心的党中央坚强领导下,工业和信息化部认真履行国务院联防联控机制医疗物资保障组的牵头单位职责,与有关部门地方大力协同,采取有效措施,圆满完成医疗物资生产保供任务,有力支撑我国抗疫斗争取得重大决定性胜利,重点做好了以下几个方面的工作。

一是建立"全国一盘棋"调度机制。医疗物资保障组建立重点医疗物资中央、地方两级调度机制,分级负责、属地统筹,坚持日调度、周计划,将4大类954家医疗物资企业纳入调度范围。每日监测重点医疗物资生产量、供应量、运输量等关键指标,形成快速响应、集中调度、执行有力的"全国一盘棋"工作格局。在医疗物资研发、审批、生产、流通、进出口、监管、融资等各个环节急事急办、特事特办,创造性地开展工作;广大企业积极响应国家号召,服从指挥调度,加班加点、辛勤工作,极大提升了生产保供效率,充分体现了我国集中力量办大事的制度优势。

二是千方百计促进医疗物资增产扩能。组织重点企业"一企一策"制定增产扩能方案,派出特派员进驻重点企业帮助解决生产中的困难和问题,指导企业加班加点满负荷生产。有关部门依法依规启动应急审批程序,加强涉疫药品、医疗器械审评审批和质量监管;加大对重点企业的政策支持和金融服务,累计为327家白名单企业贷款830.3亿元。在各部门、各地方和企业共同努力下,各类医疗物资产能产量短时间内实现大幅提升,阿兹夫定片日产能提升8.2倍,布洛芬提升7.5倍,对乙酰氨基酚提升4.9倍,有创呼吸机提升6.8倍,指脉氧仪提升4.3倍,制氧机提升2.1倍,国产ECMO成功获批上市。实践再次证明,完备的工业体系、丰富的产品品种、强大的生产制造和配套能力为保障重点医疗物资生产供应提供了坚实基础。

三是全力保障医疗物资稳定供应。密切跟踪各地疫情发展形势和达峰时间，强化供需对接，按需求紧迫程度合理确定医疗物资调拨数量和供应节奏。有关部门指导各地发布1 700余个中药协定处方，服务群众超过2 700万人次；开展全国涉疫药品和医疗用品稳价保供专项行动，有效遏制价格大幅上涨等问题；充分发挥中央医药企业主力军作用，强化重点医疗物资调配流通，有效提高资源利用效率；全力发挥保通保畅作用，切实抓好涉疫产品通关与企业运输服务保障，确保高效运输配送。

目前，所有新冠治疗救治医疗物资产能充沛、库存充足，完全能够满足疫情防控医疗物资需求。谢谢。

中央广播电视总台央视记者：当前，全国疫情防控形势总体向好，进入"乙类乙管"常态化防控阶段，请问下一步如何在统筹农村疫情防控基础上抓好粮食和重要农产品稳产保供的工作？谢谢。

毛德智：谢谢您的提问。民以食为天。粮食和重要农产品稳产保供，事关14亿多人的饭碗，任何时候都不能有丝毫放松。三年来，中央农办、农业农村部、国家乡村振兴局坚持统筹疫情防控和农业生产，紧盯春耕、"三夏""三秋"等关键农时，制定下发一系列指导意见和方案，采取了一系列超常规措施和手段，来抓紧抓实粮食和重要农产品的稳产保供。这三年来，粮食生产连年增产，产量连续保持在0.65万亿公斤以上。下一步，将坚持把保障粮食和重要农产品稳定安全供给作为头等大事、底线任务，继续统筹抓好疫情防控和农业生产。重点是三个方面。

一是全力抓好粮油等重要农产品的稳产保供。坚持"稳面积、稳产量，扩大豆、扩油料，提单产、提自给率"，严格落实粮食安全党政同责，加快提升粮食综合生产能力。加力扩种大豆油料，以大豆、玉米为重点启动主要粮油作物单产提升工程,多油并举扩面积、增产量。大力发展现代设施农业。加快构建粮经饲统筹、农林牧渔结合、植物动物微生物并举的多元化食物供给体系。统筹做好粮食和重要农产品调控,严格落实"菜篮子"市长负责制,确保能繁母猪存栏量保持在合理区域,防止生产出现大起大落。

二是进一步加强农业基础设施建设。粮食生产的根本在耕地,命脉在水利。要加强耕地保护和用途管控,严守耕地红线。加强高标准农田建设,统筹推进高效节水灌溉,健全长效管护机制。加强黑土地保护和坡耕地综合治理。同时要强化农业防灾减灾能力建设,也要抓好非洲猪瘟等重大动物疫病常态化防控和重点人兽共患病源头防控。

三是不断强化农业科技和装备支撑。粮食生产的出路在科技。要加快推进农业关键核心技术攻关,构建农业科技创新体系,打造农业先进技术集成创新平台。特别是要深入实施种业振兴行动,加快培育高产高油大豆、短生育期油菜、耐盐碱作物等一些新品种。同时还要加快先进农机研发推广,特别是要加紧研发大型智能农机装备、丘陵山区适用的小型机械以及园艺机械。另外,要加强农业资源保护和环境治理,大力发展生态低碳农业,推进农业绿色发展。谢谢。

光明日报社记者: 三年的抗疫是对我国突发公共卫生事件应急能力的一个集中的考验,同时也积累了大量的实践经验,请问接下来对可能发生的其他的突发公共卫生事件有哪些考虑和安排?谢谢。

郭燕红: 谢谢这位记者的提问。新冠疫情让我们进一步认识到了应急管理特别是医疗应急的重要性,不仅是公共卫生事件,我国也是一个自然灾害频发的国家,可以说经过近二十年的不断努力,我们公共卫生的应急能力在不断地提升,在应对历次的重大突发公共卫生事件和突发事件的紧急医学救援当中都发挥了非常重要的作用,已经初步建立起了具有中国特色的医疗应急体系。下一步,我们要按照平急结合、系统高效的原则,进一步推动医疗应急体系和能力的高质量发展。我们已经下发了"十四五"期间突发事件紧急医学救援的规划,我们将以规划为指引,指导各地进一步强化体系建设和能力提升。

一是要进一步完善医疗应急的指挥体系。明确医疗应急各部门各机构、各环节的职责,推动重大疫情和突发事件国家医疗救援力量的调动与支援机制的建设。建设国家、省、市、县立体化的医疗应急指挥调度的信息系统,做到指令传递快、系统反应有序、基层执行有力。

二是要推进医疗应急救治基地的建设。建设国家紧急医学救援基地和国家重大传染病防治基地,针对自然灾害、公共卫生、社会安全、事故灾难等几大类的突发事件建设医疗应急演训基地,提高在多场景情形下的医疗应急处置能力。此外在全国有工作基础的地区,要建设和布局国家的中毒救治研究中心,继续推进核辐射的医疗救治基地建设。通过基地建设,构建紧急医学救援的核心支撑。

三是对国家紧急医学救援队伍进行提质扩容。目前,我们全国一共有国家级的紧急医学救援队伍40支,分为综合救援、中毒事件的救治和核辐射事件救治三类。为进一步做好重大疫情救治和突发事件的医疗处置,在此基础上我们要按照"十四五"规划的要求,在全国增设20支左右的国家重大疫情医疗救治的队伍,负责重大疫情的救治和区域内全国范围内的支援。同时,提升紧急医学救援的装备水平,特别是加强重症救治的能力。此外,我们还要推进省、市紧急医学救援能力建设,满足各种突发事件的现场处置和重大突发事件快速处置的需求。通过全方位地提升紧急医学救援队伍的能力,形成我们紧急医学救援的中坚力量。

总之,我们将会同相关部门,全面提升现场紧急医学救援处置能力和收治能力,进一步提升大批量伤病员的救治和突发事件快速医疗应急处置的能力和反应。建立专业化、规范化、信息化和现代化的突发事件紧急医学救援体系,提高早期预防、及时发现、快速反应和有效处置的水平,同时也要发挥我国在全球紧急医学救援中的作用,为经济社会持续健康稳定发展奠定基础。谢谢。

人民日报记者: 粮油肉蛋菜等生活物资与群众的生活密切相关,疫情期间更加受到关注。总体来看,全国生活物资供应保障比较良好。请问三年多以来,生活物资供应保障工作有哪些经验和启示?谢谢。

许正斌: 谢谢您的提问。习近平总书记强调,打疫情防控阻击战,实际上也是打后勤保障战,要同步做好群众基本生活保障和生活物资供应。按照党中央、国务院部署,国家发展改革委充分发挥国务院联防联控机制生活物资保障组牵头作用,会同各成员单位,坚持全面监测调度,系统谋划研究,积极指导协调,狠抓落地落实,统筹做好疫情期间生活物资保障工作,有效保障了群众基本生活需要。

回顾新冠疫情三年以来,生活物资保障工作取得的成效,可以简单概括为两句话:一是供应充足。刚才农业农村部毛德智先生也讲了,这几年全国农业生产总体保持增长,粮食连年丰收,2022年,我国粮食产量达到13 731亿斤,创历史新高;蔬菜种植面积3.3亿亩以上,产量8亿吨左右;畜产品生产发展势头良好,肉类和奶类产量创历史新高。二是价格平稳。三年来,重要民生商品价格总体保持平稳,涨幅均在合理区间。全国大米、面粉价格平稳运行,没有出现明显波动,食用油价格稳中小幅上升,猪肉、鸡蛋价格总体呈现周期性、季节性波动。

上述成效的取得,是各方面深入贯彻落实习近平总书记关于统筹疫情防控和经济社会发展重要指示批示精神的结果,是认真全面做好相关保障工作的成果。总结和归纳起来,我们认为主要有以下几个方面的经验和启示。

一是生活物资量足价稳得益于党中央、国务院的高度重视。2020年新冠疫情发生以来,习近平总书记就统筹疫情防控和经济社会发展作出了一系列重要指示、批示,明确要求在做好疫情防控的同时,保持生产生活平稳有序,确保主副食品生产、流通、供应,确保蔬菜、肉蛋奶、粮食等居民生活必需品供应。国务院联防联控机制专门设立生活物资保障组,每到疫情防控形势趋紧以及重要的时点、重大的活动之前,都要对统筹生活物资保障各项工作作出具体安排。

二是生活物资量足价稳得益于保障机制高效协同。国家发展改革委、商务部、交通运输部、农业农村部、市场监管总局、国家粮食和物资储备局等各成员单位,围绕保供稳价的共同目标,紧盯生活物资保障工作的每一个环节,压实责任,分工合作,高效协同,加强信息资源共享和每日调度管理,全力做好生活物资保障全流程、各环节工作,形成了跨部门的强大工作合力。加强与省级生活物资保障工作机制沟通衔接,畅通上下联动渠道,及时了解各地保供稳价工作动态,督促指导地方采取针对性措施做好生活物资保障工作。省级生活物资保障工作机制也迅速响应,主动担当,多措并举抓实抓细疫情期间生活物资保障工作。同时,我们还注重经验总结,出台完善重要民生商品价格调控机制的意见,构筑起保供稳价的长效机制。

三是生活物资量足价稳得益于始终突出工作重点。坚持全面监测研判,每日监测全国36个大中城市200余家大型农产品批发市场和140余家大型连锁超市,包括生活必需品的价格和交易量,每日会商研判全国生活物资生产供应、市场价格、政府储备、商业库存包括绿通车数量等,及时掌握研判个别地方短时出现的集中采购等市场异常波动情况。坚持重点指导协调,聚焦疫情重点地区和重要民生商品种类,第一时间指导地方启动保障工作机制,加强供需对接联系,并且迅速响应地方需求,及时协调组织货源和运输保障。

四是生活物资量足价稳得益于应急保供能力提升。着眼储备、调运、配送等环节,落实"菜篮子"市长负责制,着力加强生活物资应急保供能力建设。加强成品粮油储备,36 个大中城市主城区以及市场易波动地区成品粮油库存保障能力提升到了 15 天以上。充分发挥大型商业企业、大型物流公司的主渠道作用,确定 1 800 余家重点保供企业。指导各地提前谋划建设应急物资中转站,优化完善运转预案,确保紧急状态下快速有效投用。指导疫情地区对重点保供企业"快封快解""应开尽开",实行"专人、专车、专线、专管"闭环模式,推广一人一楼、一楼一群、一天一问、一送一接"四个一"等保供经验做法,进一步强化末端配送,千方百计保障生活必需品供应。谢谢。

中国国门时报记者: 从"乙类甲管"到"乙类乙管",外防输入一直都对疫情防控发挥着重要作用。请问三年口岸疫情防控对继续做好外防输入工作,巩固疫情防控重大成果提供了哪些启示? 谢谢。

李政良: 谢谢这位记者的提问。海关是外防输入的第一道防线,在三年疫情防控大战大考中,海关切实扛起口岸疫情防控的重大政治责任,为全国疫情防控贡献了海关的力量。我想,有以下几个方面的启示。

一是要始终坚持人民至上、生命至上的根本遵循。三年来,我们坚持口岸疫情防控海关必坚守,采取有史以来最全面、最严格、最彻底的防控措施,共检疫入境人员 1.6 亿人次,检出新冠阳性 8.2 万例,监测检测进口冷链食品样本 600 余万个,检出新冠病毒核酸阳性 2 000 余个,坚决筑牢了口岸检疫防线,有效保障了人民生命安全和身体健康。

二是要持续完善中国特色的口岸公共卫生体系。面对突发疫情,全国海关迅速建立起统一指挥、立体防控的三级疫情防控指挥体系,并保持高效运转;面对不断变化的疫情形势,海关毫不动摇坚持总策略、总方针,全方位打造"人、物、环境"同防、多病同防、"水陆空"同防的三个同防体系;面对持续增大的外防输入压力,海关与外交、卫生健康、交通运输、民航、疾病预防控制等部门密切配合,打造了"境外—国门—家门"全链条联防联控闭环管理,有力维护了公共卫生安全。

三是继续锻造坚强有力、素质过硬的人才队伍。海关三年口岸疫情防控是全国抗疫总体战阻击战的重要组成部分,海关全体干部职工舍小家、顾大家,坚守疫情防控一线 1 000 余天,先后有 379 万人次、日均 2.8 万余名海关关员投身外防输入战线的最前沿。每天有 3 500 多名关员身着防护服与病毒直接作战,最长的关员连续参加了 28 轮、长达 823 天的封闭管理,为牢牢守住外防输入的第一道关口担当尽责。

四是要不断推进科技赋能和现代化改革进程。三年的疫情防控中,海关持续加大科技支撑,不断提升智慧化水平,从健康申报小程序、"掌上海关"app、"互联网＋海关",到智能核验分流机、远程测温流调仪、通过一系列信息化、智能化新技术、新设备的应用,在做好口岸疫情防控的前提下,有效缩短了旅客通关时间,提高了通关效率,改善了通关体验。

下一步,海关将继续坚持疫情要防住、经济要稳住、发展要安全,为巩固疫情防控重大成果、高效统筹疫情防控和经济社会发展作出海关应有的贡献。谢谢。

凤凰卫视记者: 16 号的中共中央政治局常委会会议要求,要完善相关机制和举措,抓实抓细新阶段疫情防控的各项工作。请问在新阶段农村疫情防控工作中需要重点完善哪些机制和举措呢?谢谢。

毛德智: 谢谢您的提问。农村地区疫情防控的实践证明,党中央对疫情形势的重大判断、对防控工作的重大决策、对防控策略的重大调整是完全正确的。三年来,特别是去年12月份以来,按照党中央、国务院的部署,农村地区疫情防控工作聚焦关键节点,紧盯薄弱环节,着力解决突出问题,推动干部下沉、医生下沉、医疗物品下沉,确保农村防疫见医、见药、见干部,遇到问题有人管,碰到困难有人帮,形成了一套符合规律、务实管用、平战结合的机制办法。下一步,我们将围绕谋长远、补短板、强弱项,健全管长远、管根本,响应及时、执行高效的工作机制,进一步增强农村地区疫情防控的能力,重点是三个方面。

一是进一步完善农村地区疫情防控责任机制。发扬党管农村工作优良传统,推动各地完善"五级书记"责任体系,建强省统筹、市调度、县乡村抓落实的工作体系。指导各地建立健全县乡村书记抓农村疫情防控责任清单,切实履行好属地责任。充分发挥农村基层党组织战斗堡垒作用,抓实抓细新阶段农村地区疫情防控各项工作。

二是进一步聚焦农村重点人群和重点地区,来完善包保联系、组织动员等工作机制。在农村地区疫情防控中,各地动员大批干部下沉基层一线,动员基层党员干部、网格员、村医和广大志愿者,开展农村老幼病残孕等重点人群的包保联系,上门入户做好健康监测、送医送药等服务;同时,动员社会力量帮助转诊转运,为农村地区疫情防控和人员救治发挥了重要作用。下一步,将进一步以建强赋能农村基层党组织为重点,进一步推动健全农村重点人群包保联系服务机制,强化对重点地区的支持保障,持续组织做好农村地区疫情防控工作。

三是进一步推动各地统筹配置医疗资源,完善农村医疗救治体系机制。我国逐步健全的县乡村三级医疗卫生服务体系,为农村地区疫情防控提供了坚实的基础和保障。接下来,将按照今年中央一号文件部署和中办国办刚刚印发的《关于进一步深化改革促进乡村医疗卫生体系健康发展的意见》,通过加快推动县域医疗共同体建设,加强乡村两级医疗卫生、医疗保障服务能力建设等,来进一步促进医疗资源下沉,大力推动建立健全县乡村统筹的医疗体系,提高农村传染病防控和应急处置能力,补上乡村公共卫生健康服务短板。谢谢。

新华社记者: 当前,全国疫情防控形势总体向好,平稳进入了"乙类乙管"常态化防控阶段,但全球疫情仍在流行,下一步我们将采取哪些措施做好重点医疗物资的生产保供? 谢谢。

周健: 谢谢您的提问。我们将继续认真学习贯彻习近平总书记有关疫情防控的一系列重要指示批示精神,贯彻落实中共中央政治局常委会会议精神和中央应对疫情工作领导小组决策部署,以"时时放心不下"的责任感,深入总结经验做法,完善相关机制举措,重点做好以下四方面的工作。

一是做好常态化的重点医疗物资生产保供工作。继续坚持日调度机制,指导重点企业合理调整优化生产节奏,强化各类生产要素保障,指导企业保持规模化生产能力,确保随时响应突发需求。密切跟踪新型疫苗和药物上市进度,提前做好生产供应准备。

二是切实提升重点医疗物资产业链韧性和安全水平。发挥新型举国体制优势和市场机制作用,创新组织动员模式,聚焦生物医药产业链的关键环节、短板弱项,开展联合攻关。支持建设原料药集中生产基地,突破绿色生产工艺,巩固化学原料药大规模制造优势。加强供需对接、精准投放等能力建设,补齐农村偏远地区、乡镇卫生院等基层一线医疗物资供应配送等方面短板弱项,确保人民群众基本用药需求。

三是全面提升医疗物资应急保障能力。加强中央与地方应急联动,确保应急调拨及时高效,做到"全国一盘棋"。强化中央、地方、企业三级联动储备机制,提升抗风险能力,及时调整中央医药储备目录,支持各地医疗物资保障组完善生产收储、调运接收等工作机制,鼓励企业加大应急医药储备能力建设。

四是加快推动医药工业发展。乘势而上,深入落实"十四五"医药工业和医疗装备产业发展规划,研究制定医药工业强链、补链、稳链,完善产业技术创新生态等一系列政策措施。加强医药领域国家制造业创新中心建设,整合集聚创新资源,加快创新成果产业化。推动抗病毒小分子药物和新型疫苗技术平台建设,满足应急研发和生产需求。谢谢。

中国三农发布记者: 在我国农村地区地域比较广,人口老龄化程度相对比较高,同时人均医疗资源相对不足,一直以来都是疫情防控的重点和难点。三年来,在农村地区疫情防控工作当中,从现在来看有哪些可以总结的经验? 谢谢。

毛德智: 谢谢您的提问。正如您刚才所说到的,农村地区地域广、老龄化程度也比较高,医疗资源又相对比较薄弱,针对这种特殊情况,为了切实做好农村地区的疫情防控,三年来,中央农办、农业农村部、国家乡村振兴局认真贯彻落实习近平总书记的重要指示批示精神和党中央、国务院的决策部署,将农村地区疫情防控工作作为重大政治任务始终抓紧抓好,坚持高效统筹疫情防控和农业农村经济社会发展等工作。持续地优化完善各项防控措施,充分发挥农村基层党组织的政治优势和组织优势,充分发挥乡村治理体系作用,动员基层组织和农民群众织密、筑牢农村疫情防控网,为全国疫情防控取得重大决定性胜利和稳定经济社会发展大局提供了有力支撑。应该说这方面值得总结和坚持的做法也不少,归纳起来有五个方面是比较突出的。

一是健全农村地区疫情防控工作机制。根据不同阶段疫情防控要求,及时优化工作机制,加强部署安排,指导各地因时因势做好农村地区疫情防控工作。特别是去年12月份,中央农办、农业农村部、国家乡村振兴局会同有关部门组建农村地区疫情防控工作专班,聚焦"保健康、防重症",重点发挥责任落实、政策协同、基层动员方面作用,强化调研督导,落细落实各项防控措施,扎实做好农村地区疫情防控工作。指导各地建立省市县三级农村地区疫情防控工作专班3180个,形成了"全国一盘棋"的工作格局。

二是压紧压实"五级书记"防控责任。贯彻落实习近平总书记"要坚持像脱贫攻坚那样,'五级书记'抓农村防控"的重要指示,推动各地建立健全"五级书记"责任体系,建强省统筹、市调度、县乡村抓落实的工作体系。指导农村基层党组织把党的政治优势、组织优势、联系群众优势转化为疫情防控的强大战斗力,组织做好农村地区疫情防控。仅今年春节期间,全国就动员370多万名村"两委"干部、驻村第一书记和工作队员,以及广大志愿者,坚守一线开展疫情防控。

三是着力加强重点人群包保联系服务。聚焦老幼病残孕等重点人群、重点地区和关键节点,建立了全国农村地区涉疫信息报送体系,在监测摸清重点人群基础上,组织1656.14万名包保人员联系来开展包保联系服务。同时,加强对偏远山区、牧区、林区、海岛等"三区一岛"的农村疫情防控能力建设,组织做好巡诊服务和重症患者就诊转运衔接等工作。

四是推动补齐疫情防控短板弱项。积极应对农村地区医疗物资阶段性、区域性、结构性紧缺等问题,多渠道协调相关部门和企业,加强对农村地区医疗物资调拨配送和精准投放。为全国每个村卫生室免费配备指脉氧仪,每个乡镇卫生院免费配备制氧机,向160个国家乡村振兴重点帮扶县,2万余家乡村敬老院都捐赠了防疫物资。指导各地下沉医务人员99.43万人次,提高农村地区医疗救治能力;组织动员志愿人员211万人、预备社会转运车辆 78 万辆,确保病患能够及时转诊。

五是强化宣传教育和移风易俗。指导各地通过大喇叭、微信群、"明白纸"、小视频等这些农民群众喜闻乐见的方式,持续开展全方位、多层次的防疫知识宣传教育,不断增强农民群众的防疫意识和能力,引导农民群众当好自己健康"第一责任人"。指导各地摸排返乡人员、适当管控聚集性活动规模和频次,倡导红事、白事简办和缓办。仅今年春节期间,全国共排查返乡人员达到了 8 900 多万人,引导管理各类聚集性活动达到15.06 万次。

应该说,三年来的农村疫情防控实践证明,坚持和加强党的全面领导,建立健全"五级书记"抓疫情防控责任体系,充分发挥农村基层党组织战斗堡垒和党员干部先锋模范作用,紧紧依靠广大农民群众,凝聚各方力量群防群控协同作战,是农村地区疫情防控的制胜法宝;坚持健全机制、压实责任、补齐短板、强化教育引导,是做好农村地区疫情防控工作的宝贵经验,也为全面推进乡村振兴、解决农村急难险重问题拓展了思路、提供了方案。谢谢。

中国青年报记者: 养老机构、儿童福利院、学校农村机构是重点地区,是疫情防控的重中之重,请问如何保障这些地区和重点人群的医疗物资需求? 谢谢。

周健: 谢谢您的提问,党中央、国务院高度重视养老机构、儿童福利院、学校、农村地区等重点机构、重点地区的疫情防控工作,习近平总书记多次作出重要指示,中央应对疫情工作领导小组和国务院联防联控机制对此作出了专门的安排部署。工业和信息化部指导各地医疗物资保障组迅速行动,加强对接,确保重点人群就医用药需求得到优先保障、有力保障。

一是全面开展摸底研判。梳理汇总全国养老机构、学校、农村地区的用药需求，形成重点医疗物资需求清单，予以重点保障，确保了重点人群就医用药得到有效保障。

二是加强部门协调和资源对接。对全国养老机构、儿童福利机构、精神卫生机构以及学校急需的防疫物资进行专题调度保障，通过组织企业捐赠点对点供应等形式，全面快速满足。重点加大农村地区医疗物资保障的力度，全国乡镇卫生院指氧仪和"解热、止咳、中药"三类药品基本配备到位。

三是开展网络平台精准投放。充分发挥电商平台作用，组织开展线上供需对接活动，近900家生产企业和1600余家流通企业成功对接；推动开展医疗物资精准投放，提升末端配送效率，累计投放药品1.62亿份，惠及7685万人，其中县以下地区占比超70%。

经各方努力，全国1.6万家养老机构、198家儿童福利机构、224家精神卫生机构、各地学校以及农村基层医疗机构所需的医疗物资均得到及时足量满足。

下一步，我们将常态化做好医疗物资生产保供工作，加强与有关部门的协同配合，及时满足重点机构、重点地区、重点人群的医疗物资需求。谢谢。

主持人：时间关系，我们最后再提两个问题，请继续提问。

健康报记者：我们知道，疫情发生以来，我国新冠死亡率一直保持在全球最低水平，诊疗方案也从第一版修订到第十版，请问诊疗方案在疫情防控中发挥什么样的作用？是如何随着对病毒和疾病的认识不断加深而优化调整的？谢谢。

郭燕红：谢谢这位记者的提问。诊疗方案对于保证和提高临床治疗的规范化和同质化水平发挥着非常重要的作用,新冠疫情发生以来,我们及时总结疾病的特点和规律,持续跟踪病毒变异的情况,因时因势不断调整诊疗方案,为临床救治提供科学的指导和遵循。截至目前,我们已经先后制定了十版诊疗方案和四版重症诊疗方案。在诊疗方案制定和实施的过程当中,我们始终坚持关口前移,加强轻症早期介入和重症早期预警,研究制定了重症预警指标,并纳入诊疗方案,使得我们有重症风险的患者能够始终在医务人员的监护下进行救治。我们始终坚持重症患者的多学科诊疗,注重新冠病毒感染和基础性疾病综合的诊治。我们始终坚持中西医结合,中西药并用,发挥中医药在新冠病毒感染的过程当中的独特作用,全力以赴救治患者,有效保障了人民群众生命安全,使我国新冠病毒感染的死亡率保持在全球最低水平。

新冠病毒感染诊疗方案的优化调整是基于我们对疾病的科学认识和经验的不断积累,以及防控能力的不断增强和病毒的不断变异。在这个过程当中,主要有四个方面的体现:

一是体现了对病毒从未知到加深认识的过程。新冠病毒感染作为新发传染病,在临床实践当中,我们是坚持边实践、边研究、边探索、边总结、边完善,逐步了解病毒感染的临床表现、致病力、传播途径等特点,不断加深对疾病的认识并及时归纳总结,将行之有效的诊疗方法完善到诊疗方案当中。

二是体现了不断总结和优化临床的诊断技术和策略的过程。基于实验室检测技术和能力的增强,我们在短时间内成功分离出新型冠状病毒毒株,并快速地研发出核酸检测试剂,及时将核酸检测作为诊断的重要标准纳入诊疗方案。随着抗原检测技术的不断成熟,将抗原检测结果作为诊断依据,不断完善到诊疗方案当中,医务人员可以快速准确地对疾病进行诊断。

三是体现了科研技术成果不断运用的过程。一方面，我们不断研究总结临床救治的经验，将临床行之有效的治疗方法纳入到诊疗方案当中，比如康复期患者的血浆以及由低效价的康复期血浆提炼出来的特异性免疫球蛋白，我们积极探索，把它纳入到诊疗方案当中，指导临床的使用。比如说俯卧位治疗经验的总结推广、抗凝治疗的普遍推行，以及抗生素和激素的规范应用，包括气道管理、气管插管、给氧治疗以及 ECMO 使用的时机等等，这些临床诊疗经验不断完善到诊疗方案当中。另一方面，随着抗病毒小分子药物的获批上市，我们及时将相关的药物纳入到诊疗方案当中，丰富治疗的手段。此外，基于对病毒核酸 CT 值和传染性的深入研究，我们及时调整了出院标准，从连续两次核酸检测阴性调整为两次核酸检测 CT 值大于 35，有效缩短患者平均住院日，大大提高了诊疗效率。

四是体现了诊疗策略随着病毒不断变异，致病力和临床特点的逐步变化而不断优化的一个过程。病毒从早期的阿尔法、贝塔、伽马到后来的德尔塔、奥密克戎，病毒不断变异，收治的策略也在随之进行优化和调整。从早期全部在定点医院集中隔离治疗，到后来病毒的毒力逐步减弱，轻症患者比例大幅度增加以后，我们将患者分类收治在方舱医院和定点医院等不同功能定位的医院当中，有效地统筹了新冠患者的救治和正常医疗服务保障。在疫情防控进入新阶段，将新冠病毒感染由"乙类甲管"调整"乙类乙管"过程当中，我们进一步优化收治策略，诊疗方案当中取消了集中隔离收治的要求，多数患者可以选择居家治疗，医院更多的医疗资源用于重症患者的救治。可以说，在十版诊疗方案的不断优化过程当中，也凝聚了我们全社会广大医务人员在临床实践当中经验，以及随着病毒的不断变化，因时因势不断优化和调整治疗的策略和相应的诊疗手段。

下一步，我们将继续总结和完善诊疗方案，为广大人民群众的生命健康保驾护航。谢谢。

澎湃新闻记者：全球新冠疫情仍在流行,病毒还在不断地变异,请问当前海关外防输入工作的重点是什么? 谢谢。

李政良：谢谢您的提问。当前,全国平稳进入"乙类乙管"常态化疫情防控新阶段,但全球疫情仍在流行,病毒还在不断变异。1月30日世界卫生组织宣布新冠疫情继续构成"国际关注的突发公共卫生事件"。随着国际航班逐渐恢复、边境口岸陆续开通、内地与港澳全面恢复人员往来,新冠变异毒株和其他传染病输入的风险有增无减,外防输入仍然面临考验、挑战和压力。对此,海关将密切关注全球疫情形势和病毒变异情况,重点做好以下几方面工作:

一是强化全球疫情的分析研判和监测预警。提升重大疫情早发现早处置能力,做到"研判更精准、响应更迅速、措施更有力"。同时,按照国务院联防联控机制部署,海关联合疾病预防控制部门持续开展境外输入新冠病毒变异监测,自1月8日"乙类乙管"以来,截至2月26日,海关已累计检出境外输入新冠病毒变异毒株30种,检出国内首例XBB.1.9、XBB.1.9.1和XBL等变异毒株。

二是调整优化口岸疫情防控各项措施。坚持科学防控,强化"水、陆、空"同防,按照国务院联防联控机制统一部署,将入境人员行前48小时内核酸或抗原检测结果纳入海关健康申报内容。在口岸,通过体温监测、医学巡查、变异毒株监测等措施有效排查入出境人员涉疫风险,对于检疫发现异常人员严格实施流行病学调查、医学排查、采样检测等措施,坚决筑牢外防输入的第一道防线。

三是持续做好"多病同防"。当前,国际上霍乱、黄热病、埃博拉出血热、拉沙热等传染病疫情频发,2月15日,世界卫生组织宣布猴痘疫情继续构成"国际关注的突发公共卫生事件"。海关将持续加强境外传染病疫情的风险监测和分析研判,强化联防联控,在严格落实新冠病毒感染防控措施的同时,严防其他各类传染病的跨境传播。谢谢。

主持人: 谢谢。今天的发布会几位嘉宾为我们介绍了巩固疫情防控重大成果的有关情况,再次感谢各位。今天的发布会到此结束。谢谢大家。

发 布 嘉 宾

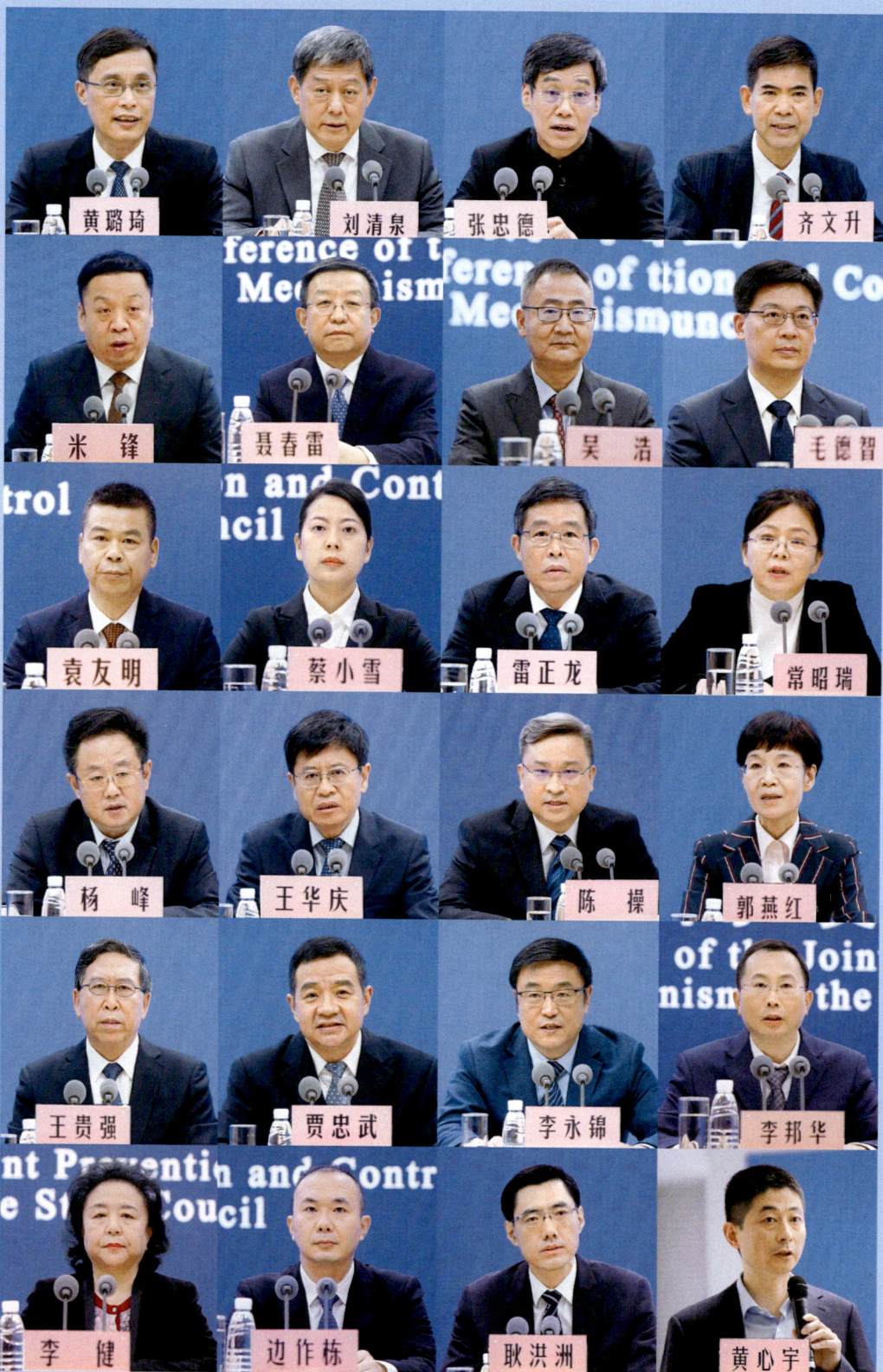

黄璐琦　刘清泉　张忠德　齐文升

米　锋　聂春雷　吴　浩　毛德智

袁友明　蔡小雪　雷正龙　常昭瑞

杨　峰　王华庆　陈　操　郭燕红

王贵强　贾忠武　李永锦　李邦华

李　健　边作栋　耿洪洲　黄心宇

吴玺　刘海涛　李政良　孔繁伟　焦雅辉　闻大翔　李燕明　赵扬玉　于康　王荃　周玉杰　周旻　李晓勇　博卫　韩敬华　林勇胜　吴尊友　刘培俊　梁万年　李大川　李必方　周健　许正斌

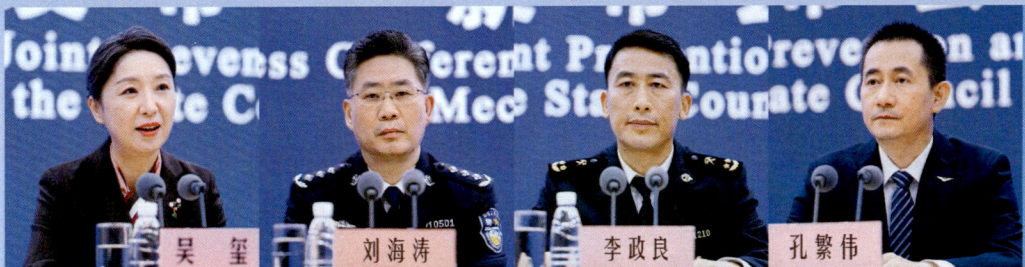

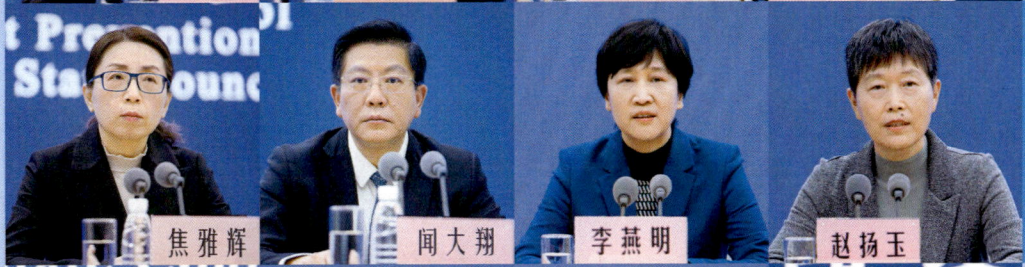

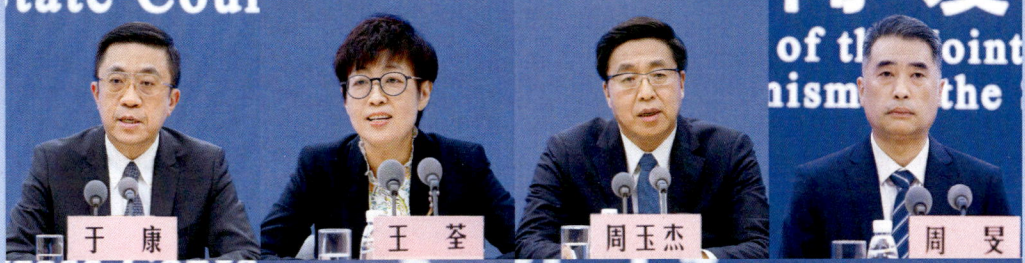

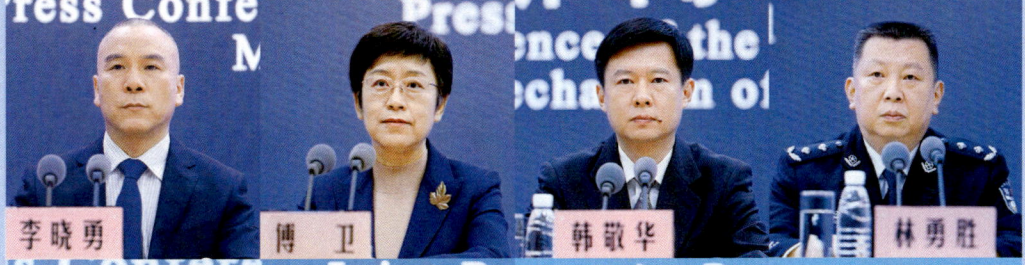

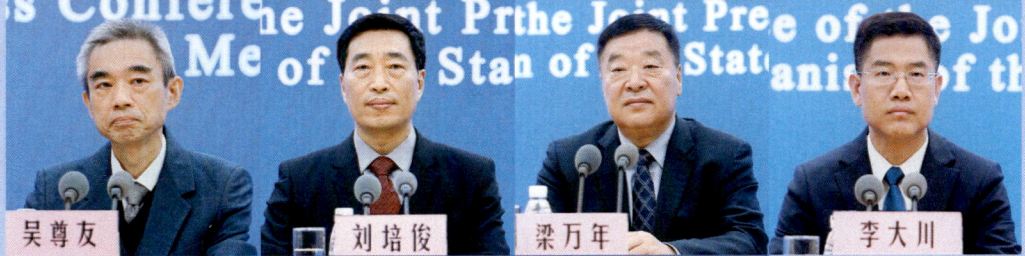

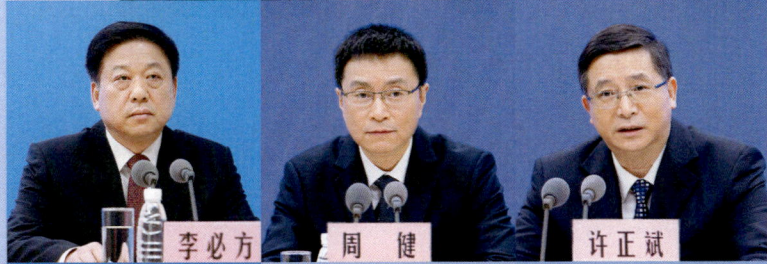

国务院应对新型冠状病毒感染疫情联防联控机制

新闻发布会实录

2023年